からだ整う

薬膳サラダごはん

植木もも子

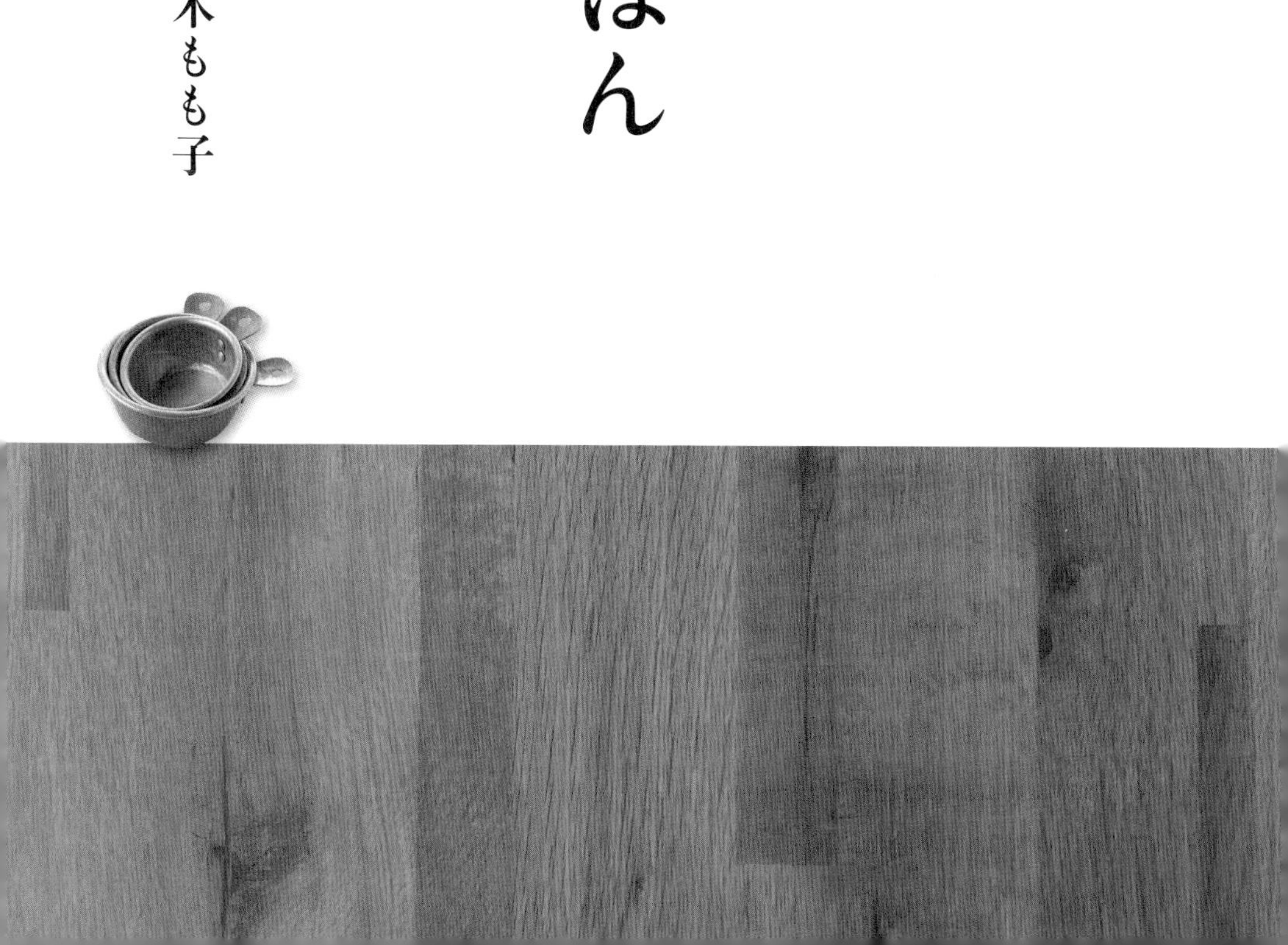

はじめに

薬膳とサラダ
どちらも健康的でおいしそう
ただし……

実は、昔ながらの薬膳には、サラダという概念はありませんでした。
伝統的な和食や中華料理に、生野菜はほとんど登場しません。
いわゆる〝サラダ〟は欧米から入ってきた料理で
肉をたくさん食べる際に、体内にこもる熱を発散させるためと思われます。
とはいえ、今は料理もグローバル化がすすんでいます。
日本でも、ひんぱんに肉を食べるし、
世界各国の料理も楽しめようになりました。
本書では、季節や体調に応じて食材を組み合わせる薬膳の考えかたと
今の日本の風土と食生活にふさわしい野菜の食べかたを提案します。
生野菜や温野菜のサラダだけでなく、おひたしやあえもの、ナムルやなますなど
「薬膳サラダ」の種類はよりどりみどり。
サラダといっしょに野菜や穀類、果物、ナッツ、肉や魚を盛り合わせた
「薬膳サラダごはん」も登場します！

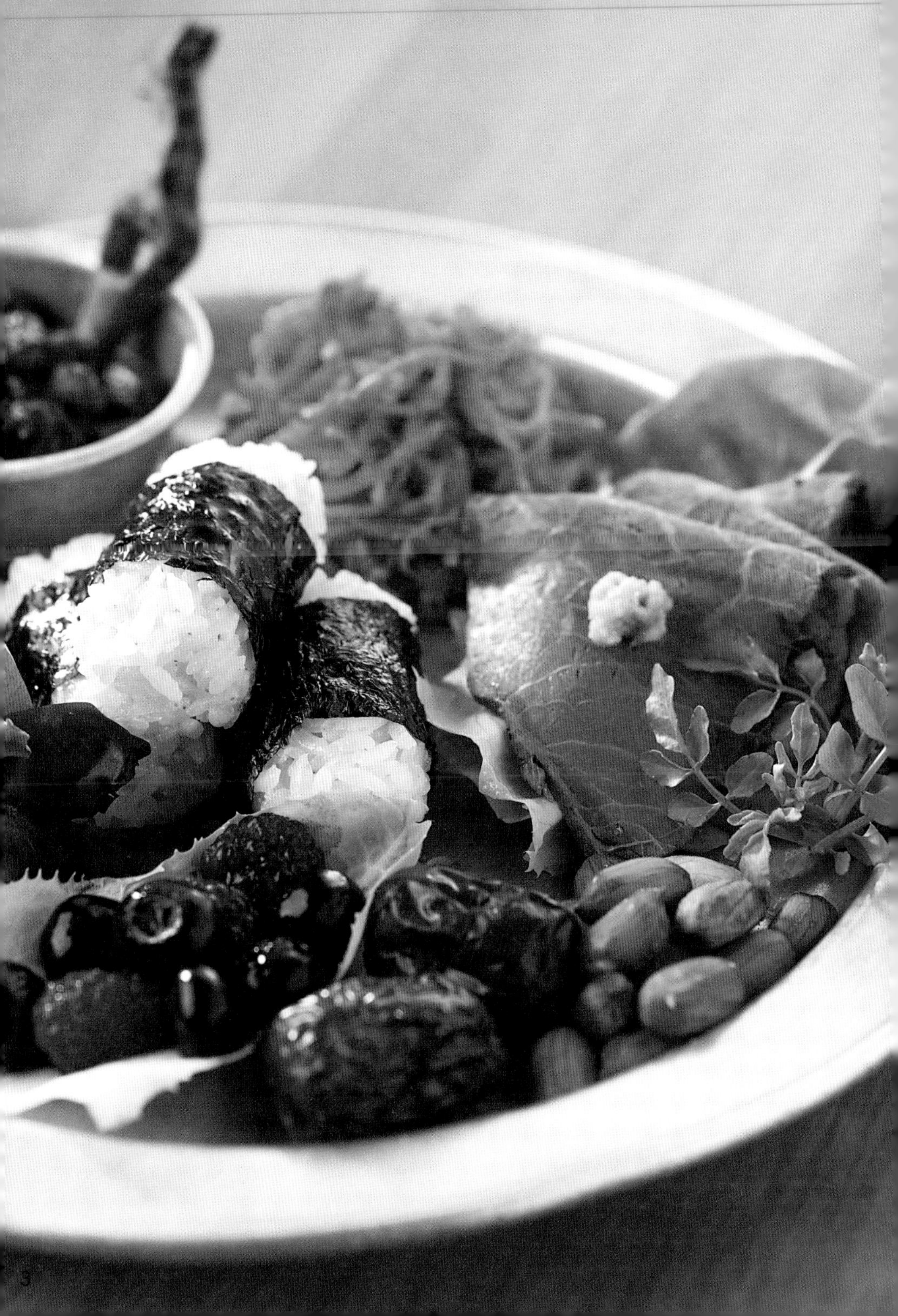

薬膳サラダ　上手なとりかた　選びかた

常食したいのは身体を冷やさない温野菜

いつもの野菜にさっと火を通し、調味料であえるだけ。このままでも美味だし、ちょっとした食材を加えても。

●ブロッコリーのナムル

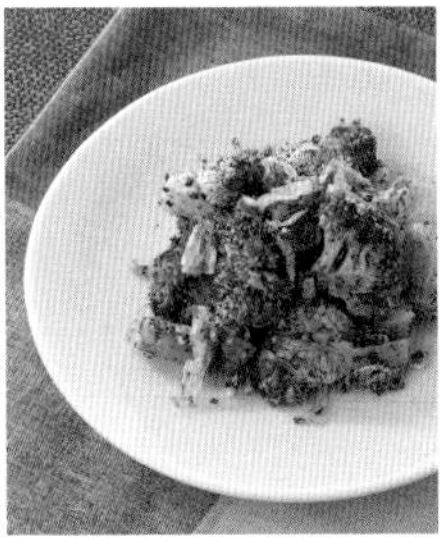

＋桜えびで骨の強化と若さのキープ（p.18）

●小松菜のごまびたし

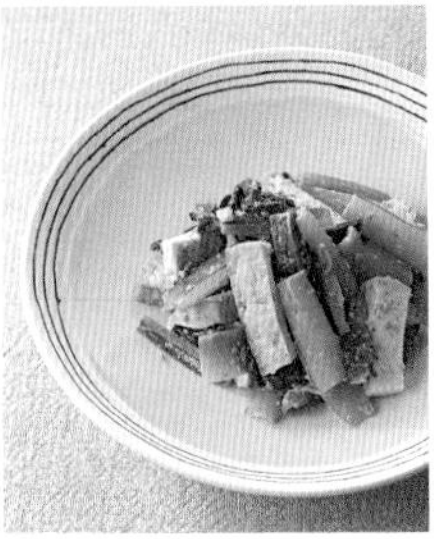

＋厚揚げでたんぱく質強化とむくみ改善（p.63）

●にんじんのアーモンドあえ

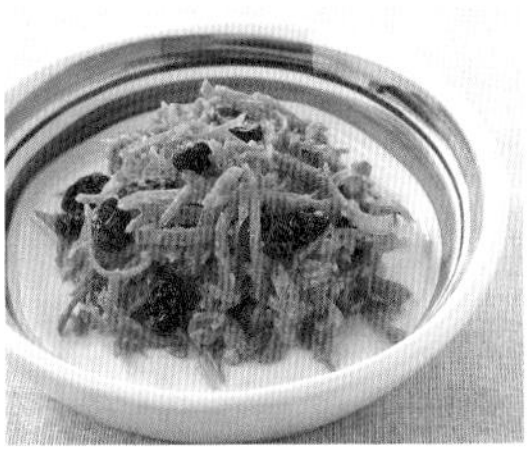

このままでも（p.42）
＋レーズンで貧血改善

生野菜を食べるなら薬味や調味料で一工夫

生ならではの特性をいかしつつ、上手にバランスをとります。食べ合わせによって、風味、食感、薬効いずれも高まります。

●キャベツのハーブオイルあえ

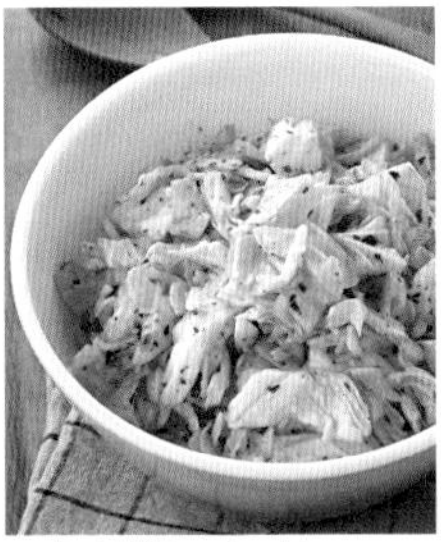

気を巡らせながら免疫力もアップ（p.64）

●長いもの甘酢あえ

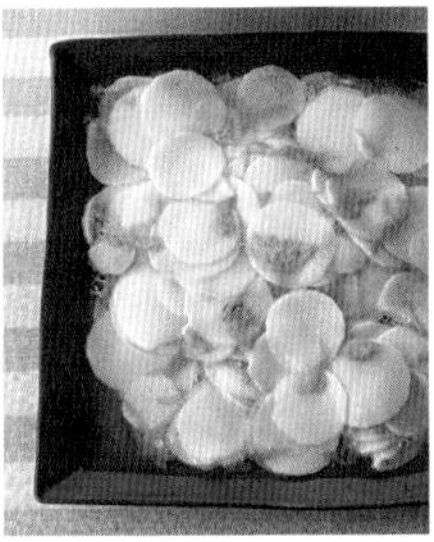

アンチエイジングと滋養強壮に（p.46）

●大根のベトナム風なます

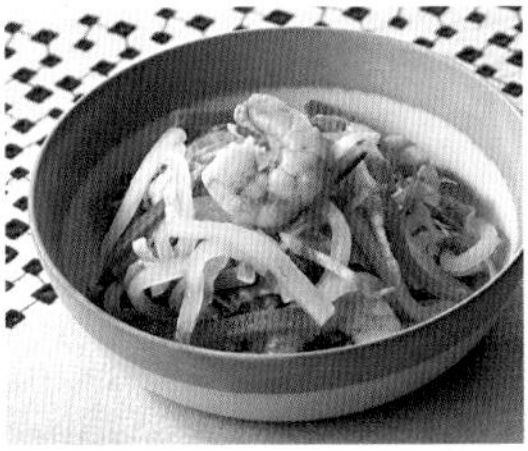

＋えびで陽の気を補い消化促進（p.58）

肉を食べる際は薬効の高い野菜を

食物繊維が豊富なもの、消化を促すもの
巡りを良くするものをたっぷりとりましょう。

●玉ねぎのピクルス

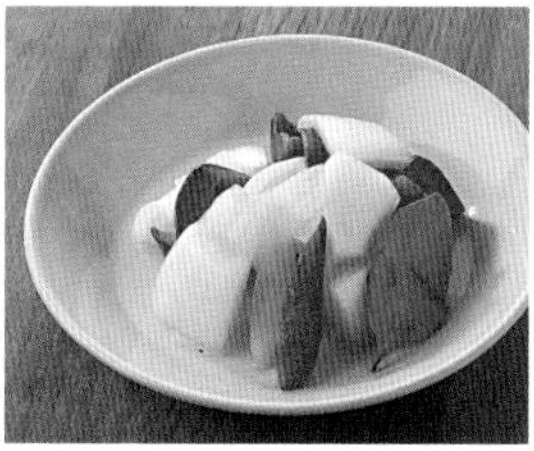

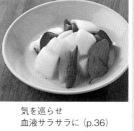

気を巡らせ
血液サラサラに（p.36）

●ミニトマトのおひたし

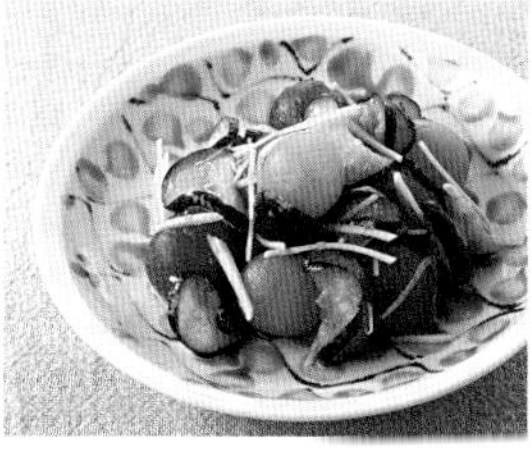

＋なす＋しょうがで熱をとり
解毒効果も（p.24）

体内に熱や水分がたまっているときは

のぼせやむくみ、イライラは、気がのぼっていたり
熱や水分がよどんでいるしるしです。

●さっぱりポテサラ

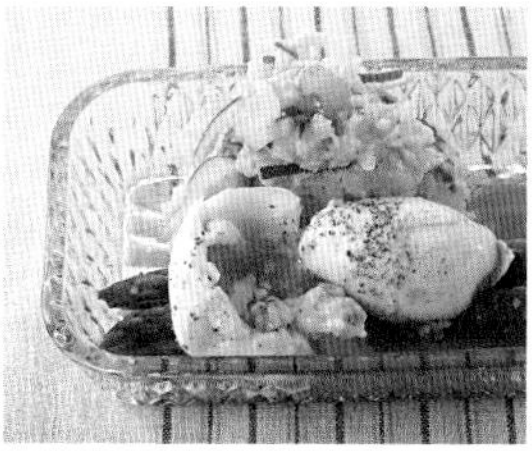

＋卵＋アスパラで体内を
クールダウン（p.29）

●白いんげん豆のサラダ

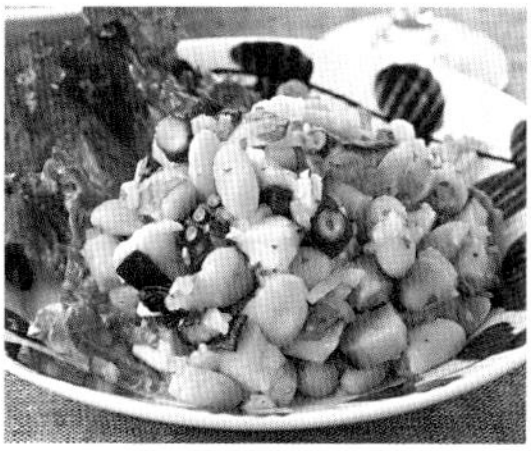

＋たこ＋セロリが
イライラを鎮める（p.72）

「薬膳サラダごはん」とは!?

薬膳では、五穀は五臓を養い、五果は五臓の働きを助け、五畜は五臓を補い、五菜は五臓を充実させると考えられています。そこで本書では、穀物、果物、種実、豆や肉などのたんぱく質、野菜をひと皿に盛り合わせて、見た目も舌も心身も大満足できる「薬膳サラダごはん」を考案しました。いずれも切ったり、ゆでたり、炒めたりしたものを盛り合わせるだけ。

誰もが必要な効能が期待できる3つのごはん（p.6～10）と、**季節別の5つのごはん**（p.76、p.86、p.94、p.104、p.114）、ぜひお試しください！

ある日の薬膳サラダごはん 1

「気」を補給して活力と気力を生み出し、疲れを癒す

あらゆるエネルギーのみなもとである「気」を補給し
「胃」と「脾」の機能を助けて、消化吸収を促します
香りや風味の力で、「気」を身体中に巡らせてリフレッシュ
ストレスの多い人、疲れやすい人、過食や飲酒過多の人に

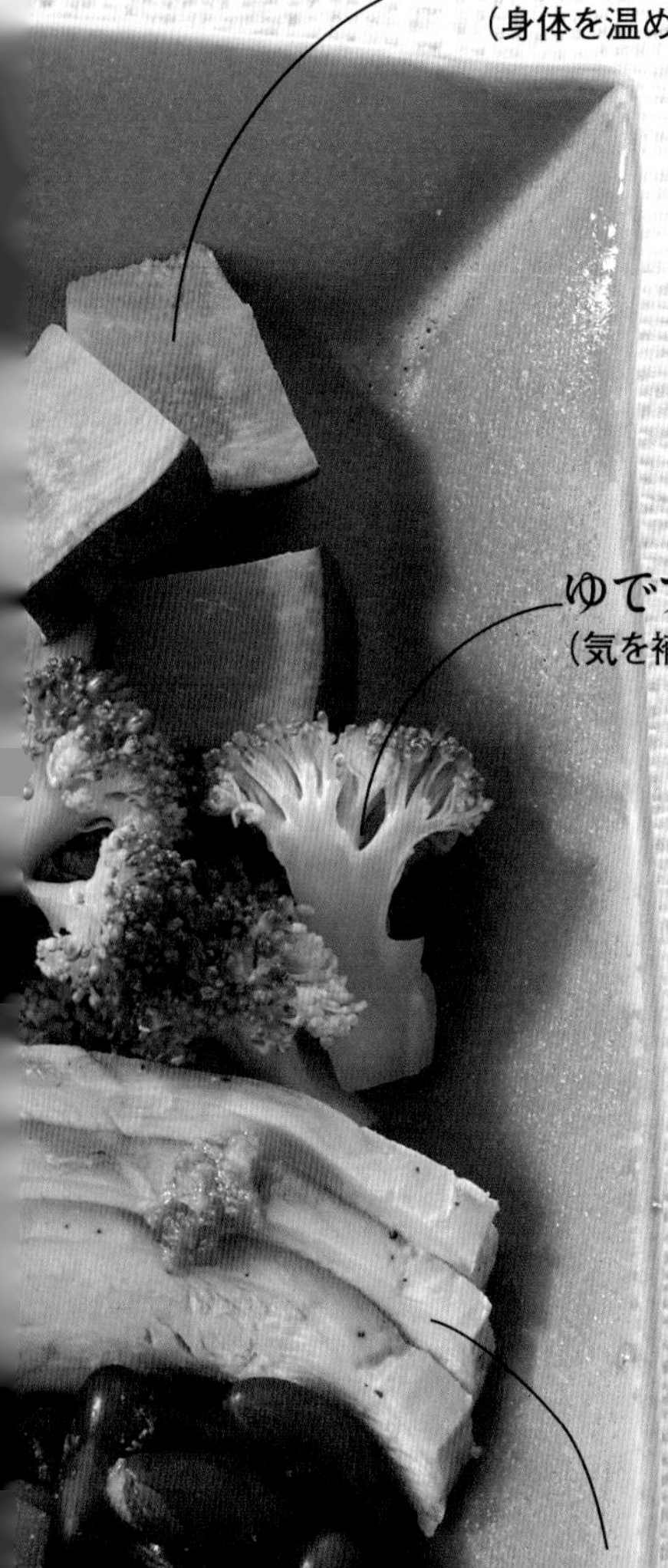
ゆでかぼちゃ
（身体を温めて疲労を癒す）
ゆでブロッコリー
（気を補う）
蒸し鶏（p.40 参照）
ゆずこしょう添え
（気を補って巡らせる）
ゆで赤いんげん豆
（余分な湿を追い出す）

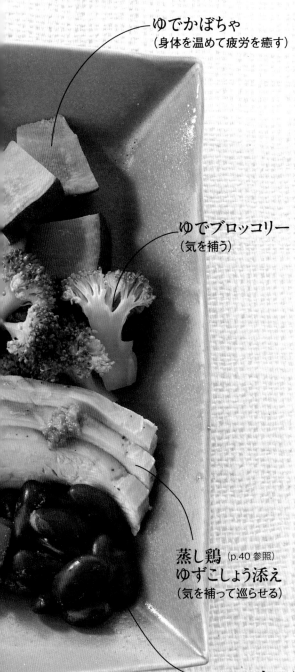

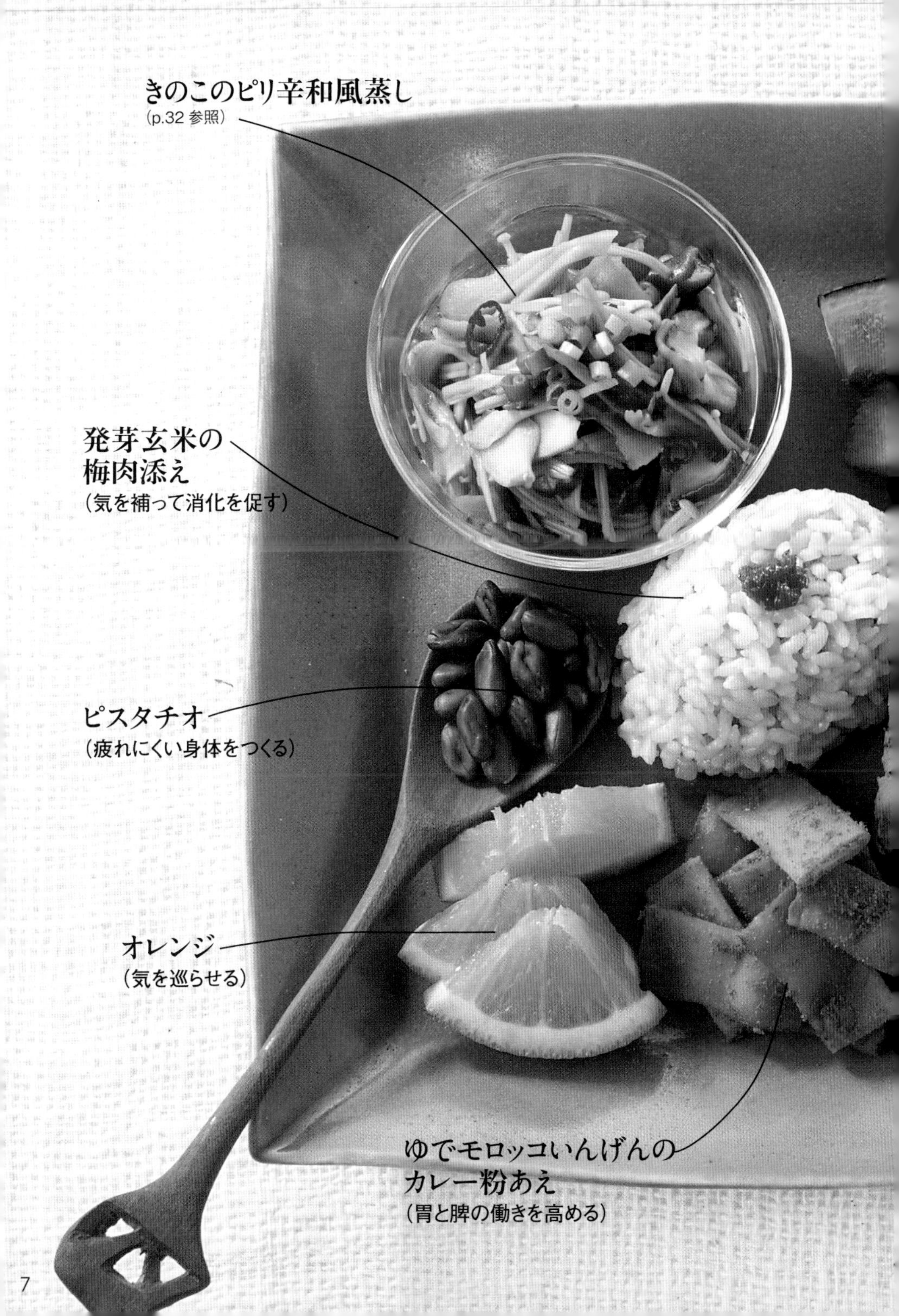
きのこのピリ辛和風蒸し
(p.32 参照)
発芽玄米の
梅肉添え
(気を補って消化を促す)
ピスタチオ
(疲れにくい身体をつくる)
オレンジ
(気を巡らせる)
ゆでモロッコいんげんの
カレー粉あえ
(胃と脾の働きを高める)

ある日の薬膳サラダごはん 2

「血」を養い巡らせて瘀《お》血《けつ》や貧血、不眠を改善する

身体のすみずみに栄養を運ぶ「血」は、「脾」「胃」「肝」の養生が大切
血の巡りが良くなると、免疫力も上がり肌もきれいになります
甘味、苦味、辛味などをバランスよくとるのもコツ
生理・妊娠・授乳中・更年期の人、冷え性の人、寝不足の人に

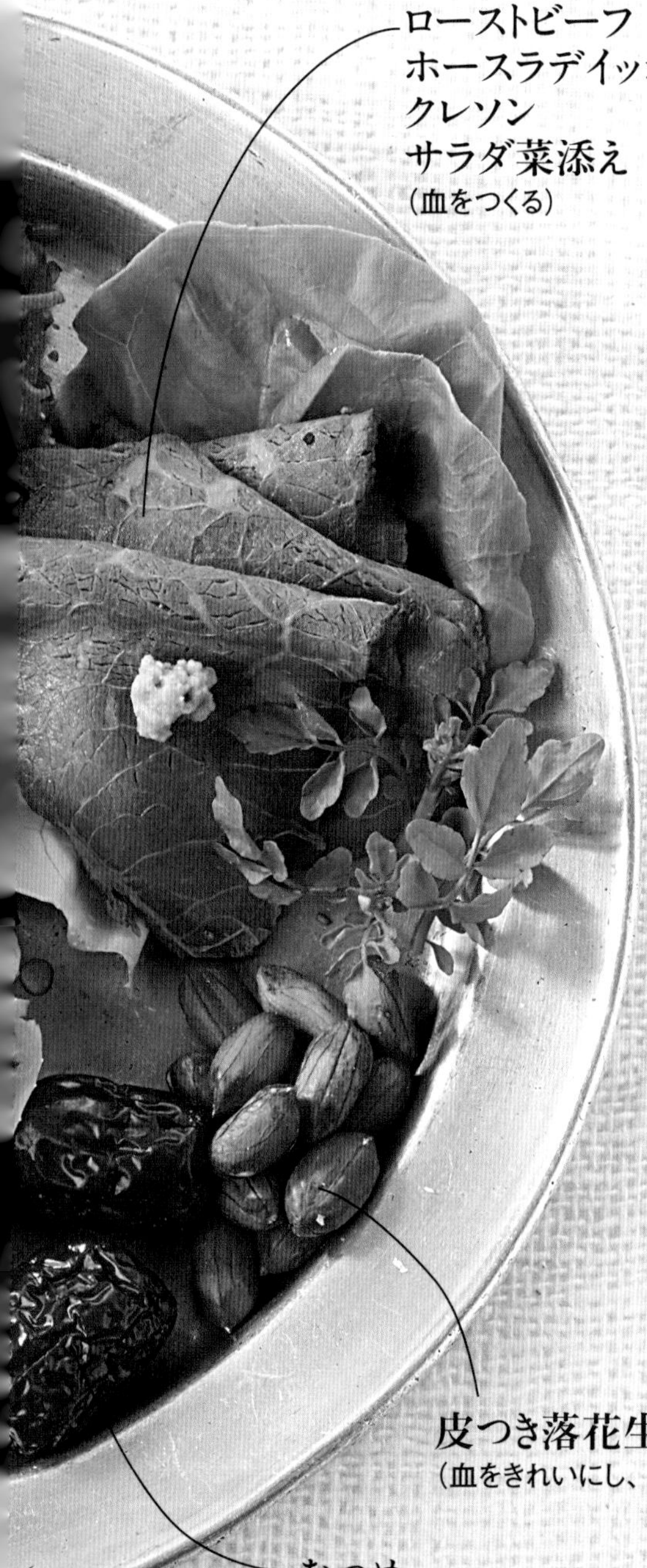
ローストビーフ
ホースラディイッシュ
クレソン
サラダ菜添え
（血をつくる）
皮つき落花生
（血をきれいにし、高血圧予防）
なつめ
（血を増やし、不眠を改善）

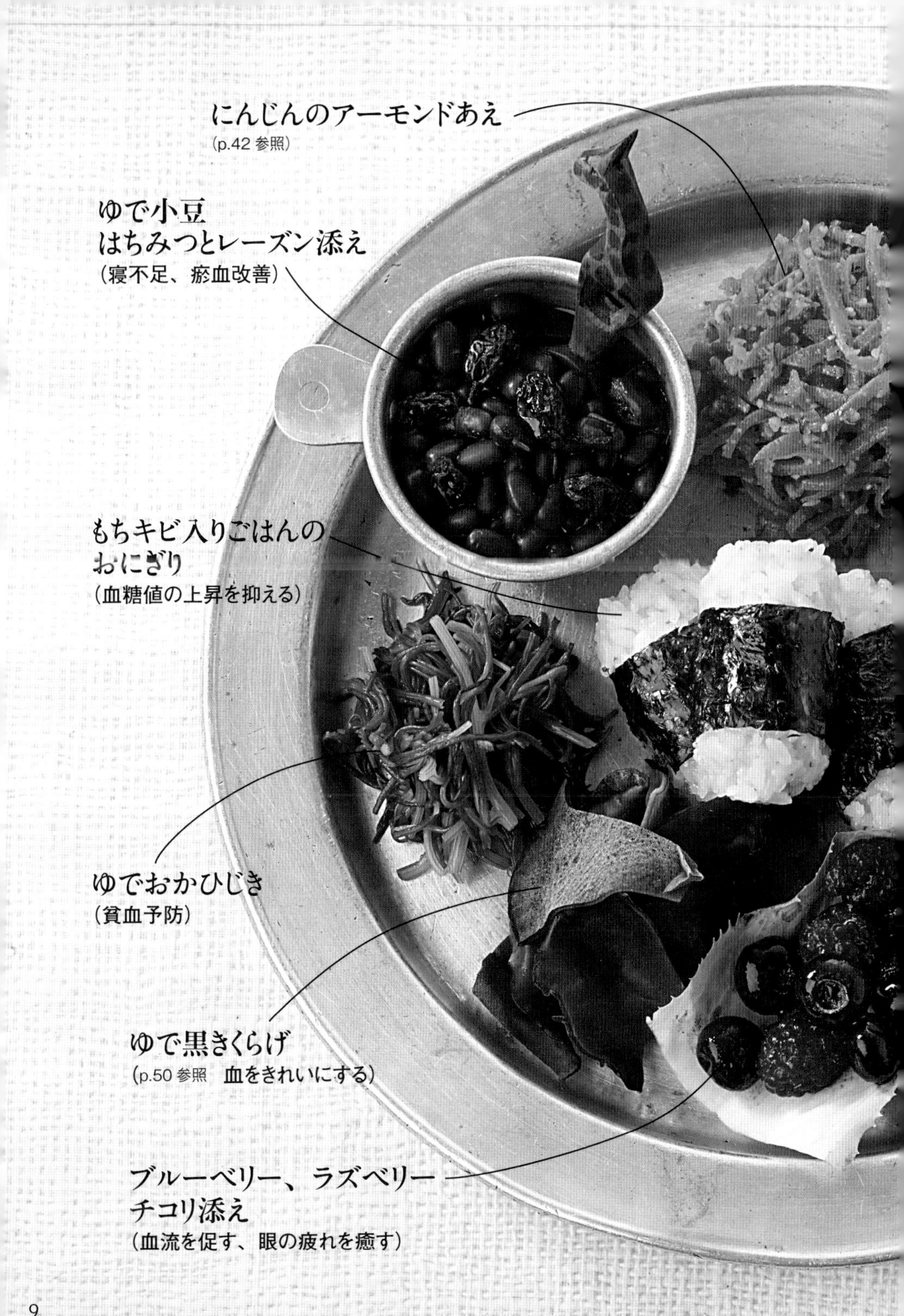
にんじんのアーモンドあえ
(p.42 参照)
ゆで小豆
はちみつとレーズン添え
(寝不足、瘀血改善)
もちキビ入りごはんの
おにぎり
(血糖値の上昇を抑える)
ゆでおかひじき
(貧血予防)
ゆで黒きくらげ
(p.50 参照　血をきれいにする)
ブルーベリー、ラズベリー
チコリ添え
(血流を促す、眼の疲れを癒す)

ある日の薬膳サラダごはん3

「腎」と「陰」「陽」を養って若々しい身体をつくる

加齢に関わる「腎」と、加齢とともに少なくなる「陰」「陽」を養うと上手に年を重ねることができ、若々しさも保てます

代謝機能の低下やホルモンの減少を上手に補う食材を組み合わせました

美しく年齢を重ねたいすべての人に

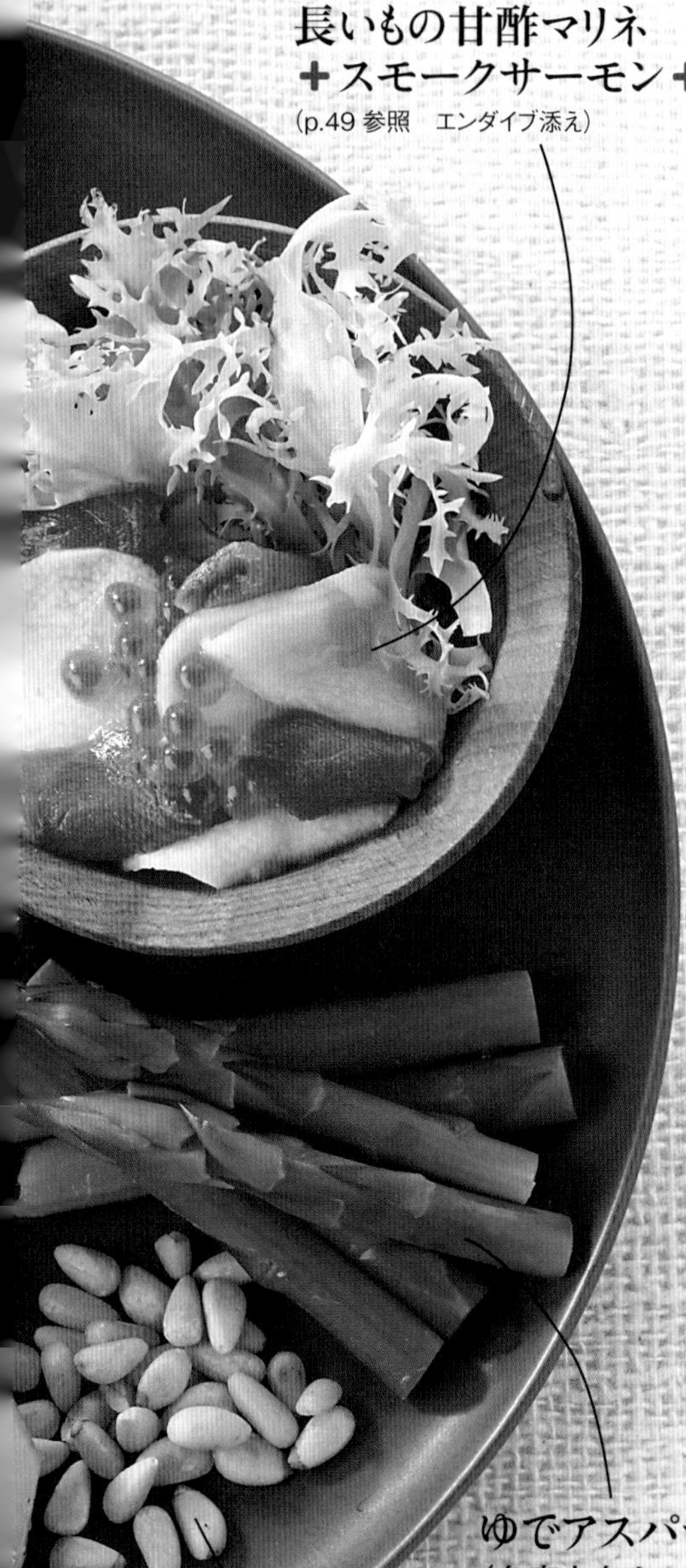

長いもの甘酢マリネ
＋スモークサーモン＋いくら
(p.49 参照　エンダイブ添え)
ゆでアスパラガス
(免疫力向上、陰を養う)
炒った松の実
(抗加齢、滋養強壮)

＊1　ラムは塩、こしょう各少々をふって10分おき、西京みそと酒各大さじ3に一晩漬ける。フライパンかグリルでこんがりと焼く。

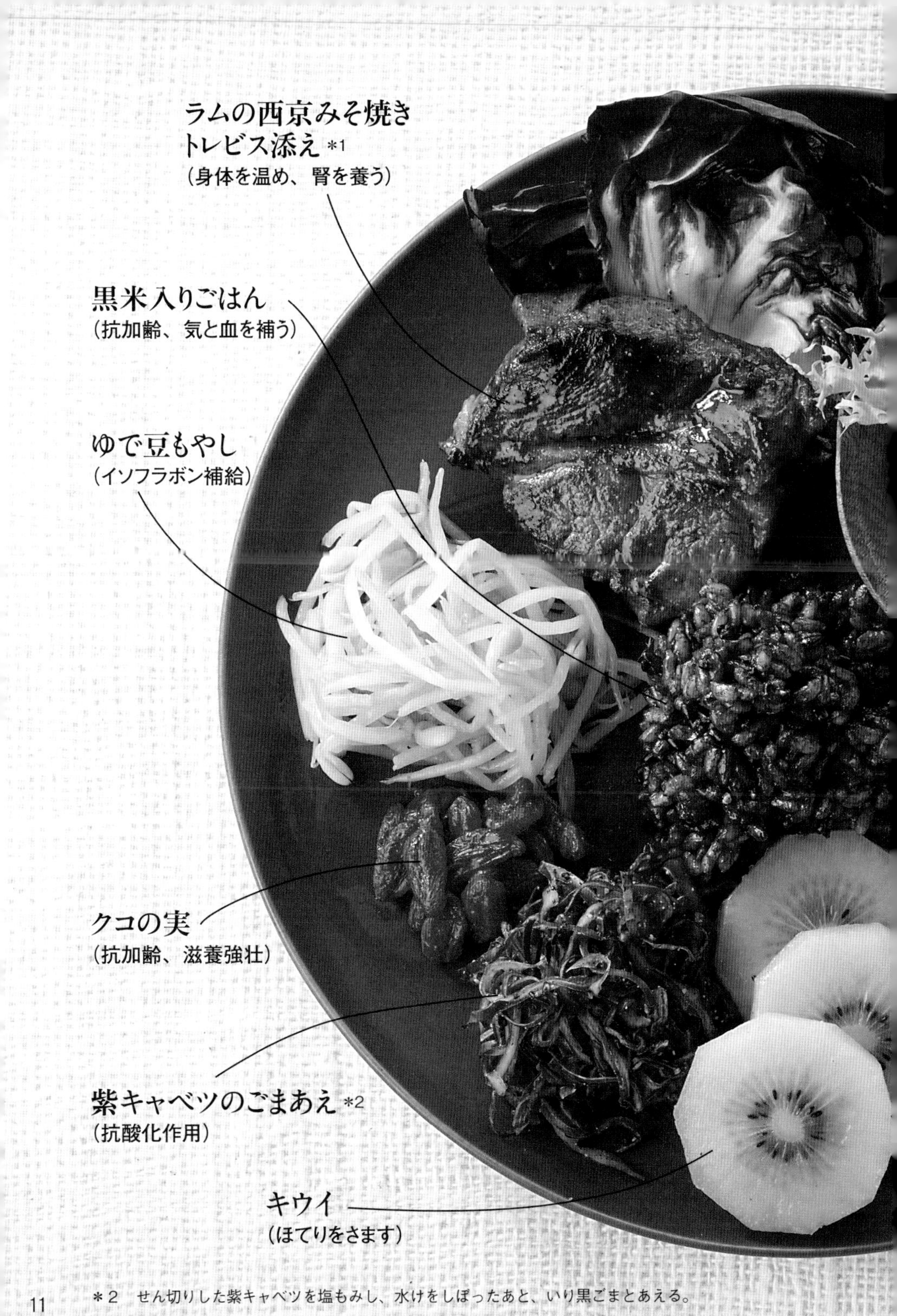
ラムの西京みそ焼き
トレビス添え *1
(身体を温め、腎を養う)
黒米入りごはん
(抗加齢、気と血を補う)
ゆで豆もやし
(イソフラボン補給)
クコの実
(抗加齢、滋養強壮)
紫キャベツのごまあえ *2
(抗酸化作用)
キウイ
(ほてりをさます)

＊2　せん切りした紫キャベツを塩もみし、水けをしぼったあと、いり黒ごまとあえる。

もくじ

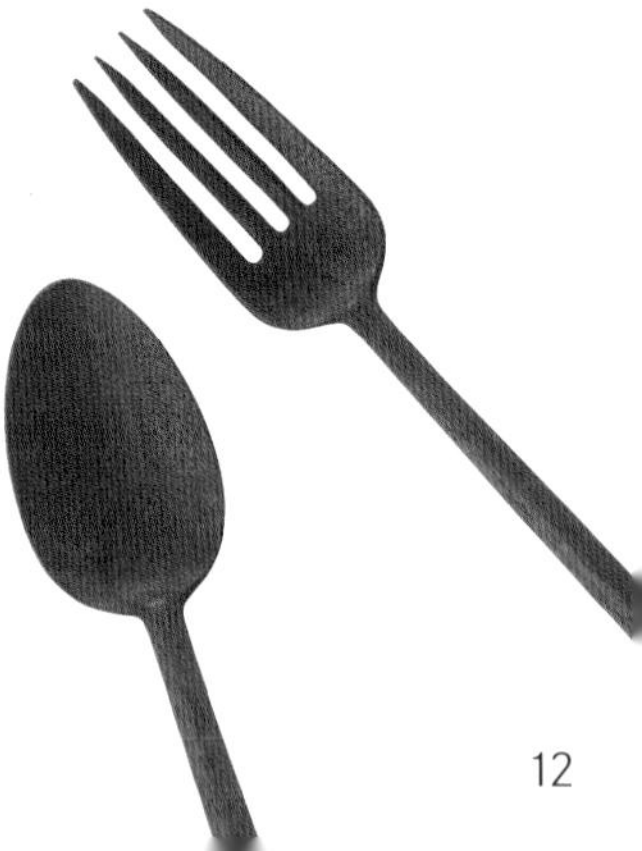

第二章　季節のサラダ

撮影　泉　健太
スタイリスト　古澤　靖子
デザイン　髙橋　郁子（髙橋デザインオフィス）
企画・編集　篠原　麻子

本書の使いかた

●第一章　常備菜のサラダについて

主食材の効能と五性・五味・帰経
（詳細はp.124参照）

気を補う……その食材が持つ主な働きのことです

五性	五味	帰経
熱	酸	肝
温	苦	脾
㊥平	㊥甘	胃
涼	辛	
寒	鹹	

五性……身体を温めたり冷やしたりする5つの働きのうち該当箇所に○
五味……食材の持つ5つの味わいのうち該当箇所に○
帰経……その食材が働きかける臓や器官を明記

●第一章のアレンジサラダ 第二章の各サラダについている効能について

疲労回復
免疫力向上
代謝促進

食材の組み合わせ、薬味や調味料によって期待できる効能を記載しています

●野菜を洗う、皮をむく、へたをとる、いしづきをとる、根元を切るなどは基本省略しています。

●小さじ1は5ml、大さじ1は15mlです。1カップは200mlです。塩、こしょうの少々は、小さじ⅛程度、あずき粒1つくらいです。

●火加減は中火が基本です。電子レンジは600ワットのものを使用しています。お使いの電子レンジのワット数に応じて調整してください。

サラダに使う食材は、ザルで水けをきる、手でしぼる、紙タオルでふくなどして水けをしっかり除くと、味が良くなじみ、よりおいしくなります。

撮影協力　UTUWA　☎03 (6447) 0070

第一章

常備菜のサラダ

おなじみの野菜の力を活かした常備菜のサラダです
温野菜あり、生野菜あり、おかずサラダあり
加える食材でパワーアップする効能にもご注目！

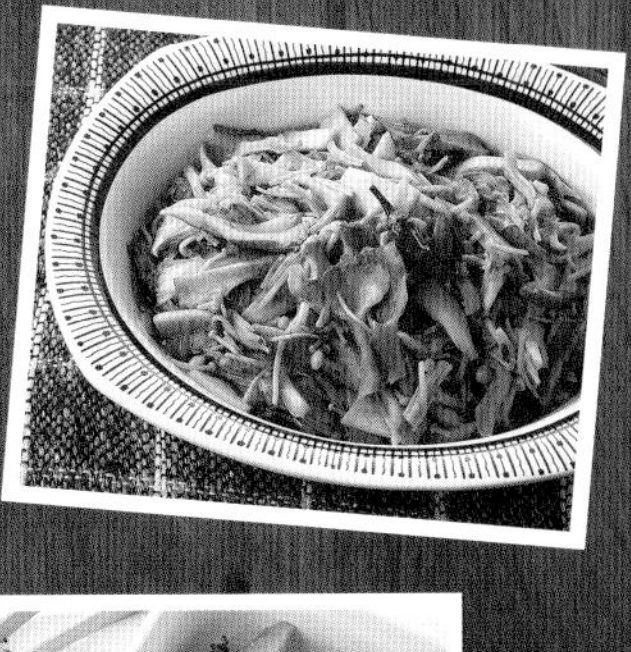

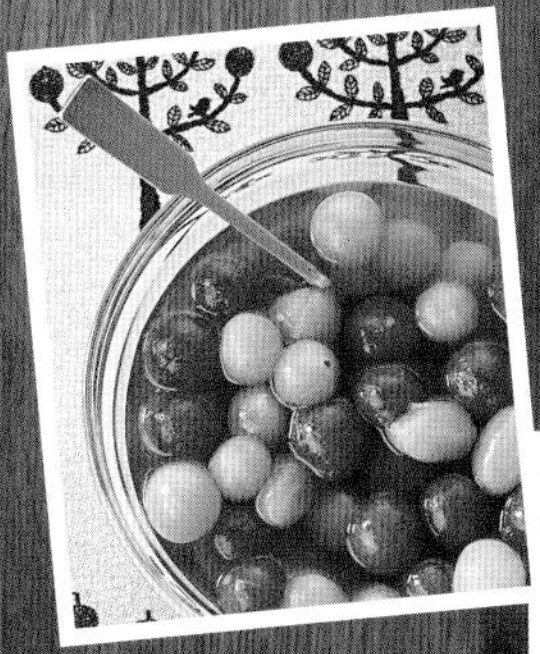

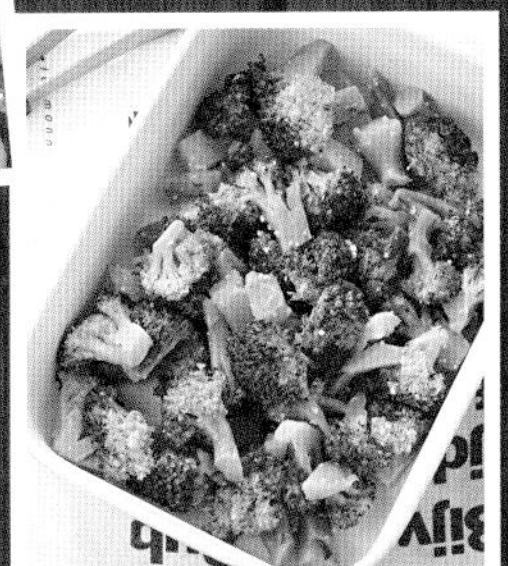

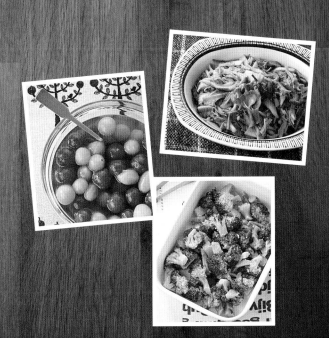

ブロッコリーのナムル

「気」とは、体内のパワーバランスを整え
エネルギーを生み出すみなもとです
気が満たされていることが、すこやかな身体の基本です

材料（作りやすい分量）

ブロッコリー　大1株（500～600g）
にんにくのみじん切り（*）　2片分
ごま油　大さじ2½
塩　小さじ½

作りかた

1 ブロッコリーは一口大に切り分け、軸は2cm×8mmほどに切り、少量ずつに分けて熱湯でさっとゆでて冷水にとってザルにあげる。
2 大きめのボウルににんにくと塩を入れてよく混ぜ、ごま油も加えて混ぜる。
3 ①のブロッコリーの水けをしっかりしぼりながら②のボウルに少しずつ加えて全体によく混ぜ合わせる。味をみて、足りなければごま油と塩を適宜（各分量外）足す。

＊　生のにんにくは、産後や更年期でのぼせが強い人、暴飲暴食の過ぎる人、感染症の罹患後などは避けたほうが良い。用いる場合は加熱したものを少量に。

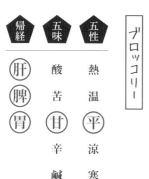

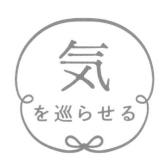

・卵と炒めても美味。

ブロッコリー

帰経	五味	五性
肝	酸	熱
脾	苦	温
胃	**甘**	**平**
	辛	涼
	鹹	寒

気
を巡らせる

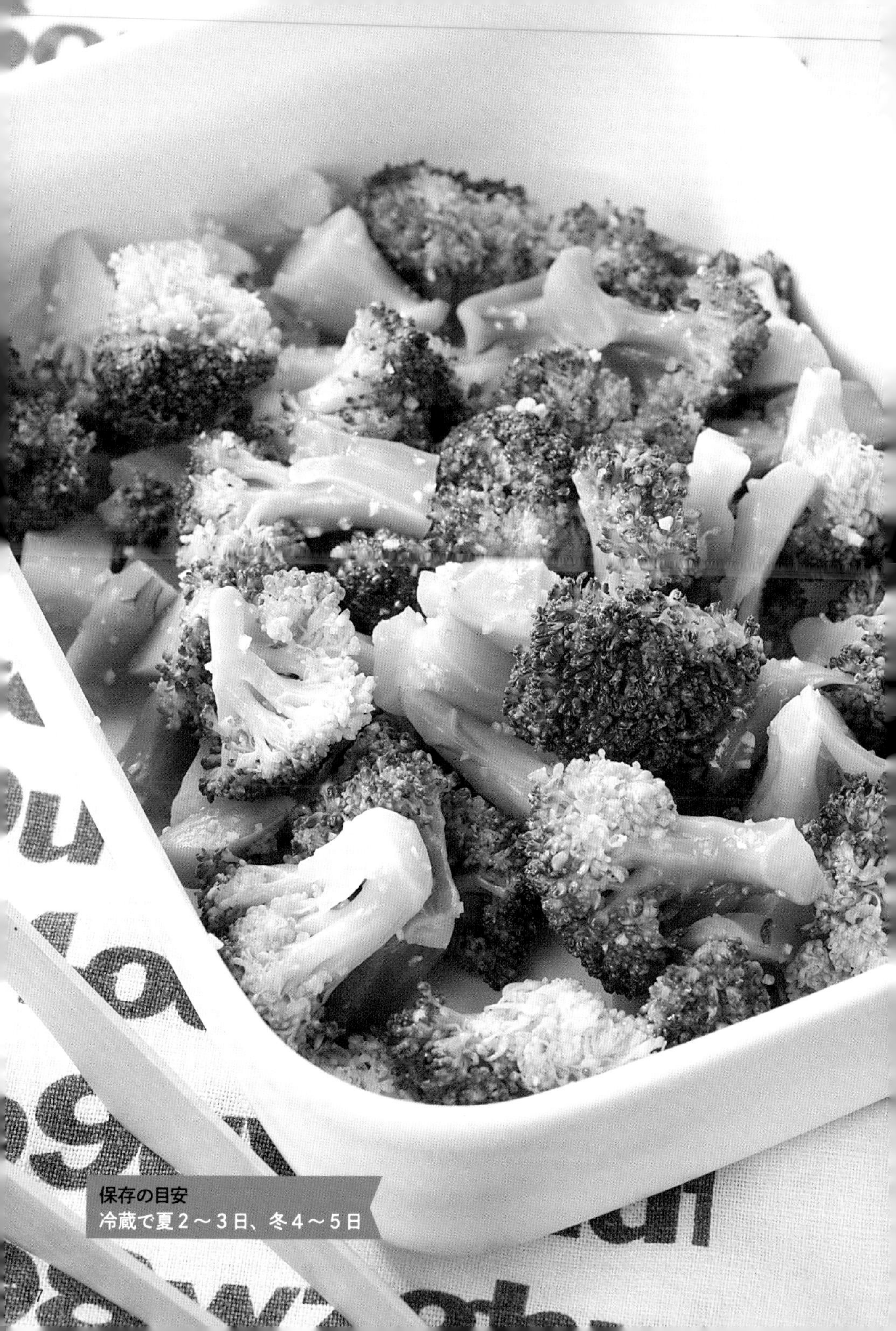

保存の目安
冷蔵で夏２～３日、冬４～５日

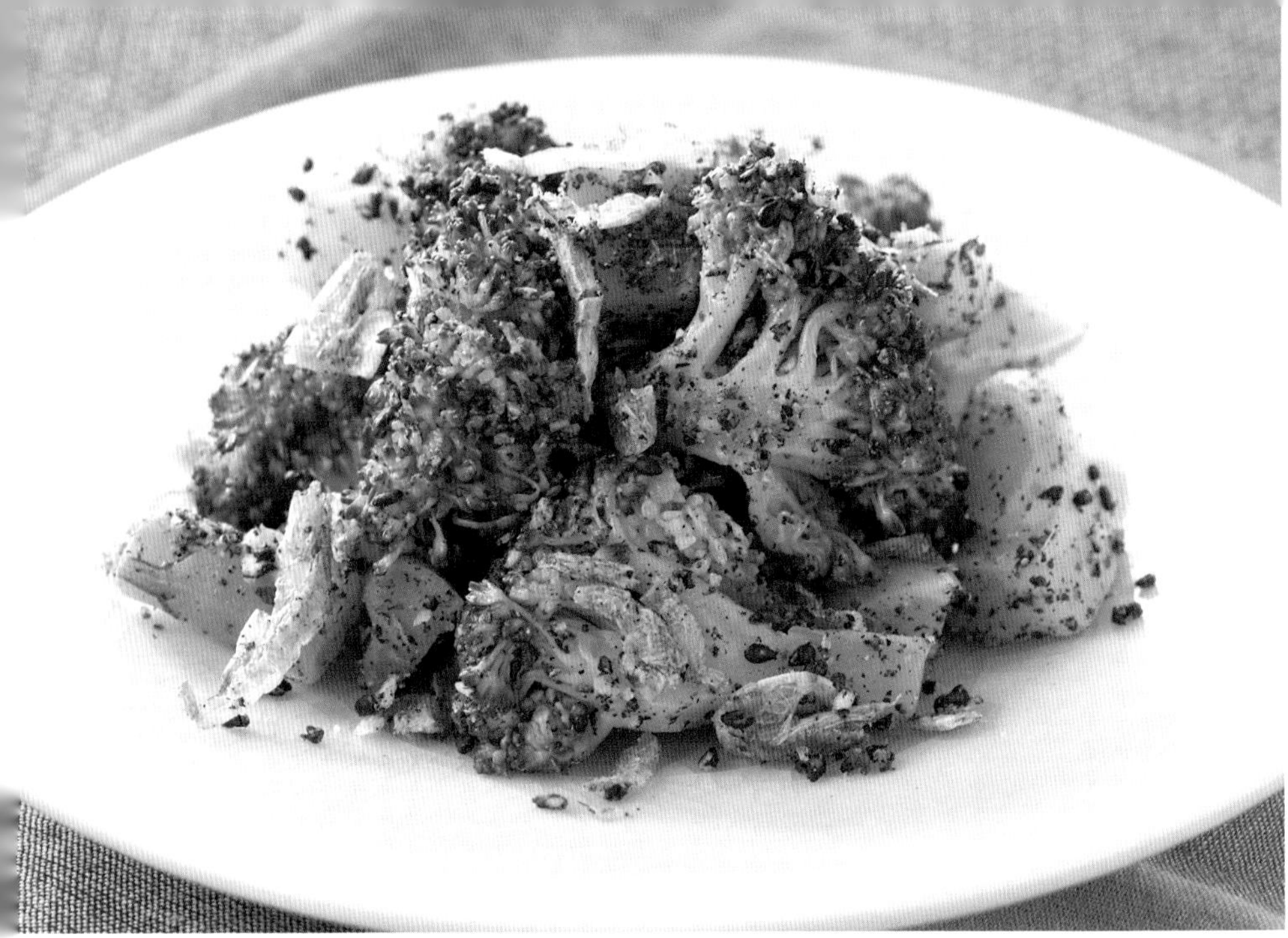

ブロッコリーのナムル（p.16）に ＋桜えび＋黒ごま

桜えびのカルシウムが骨を丈夫にし
黒ごまで「気」と「血」を養います

骨粗鬆症予防

材料（2～3人分）

ブロッコリーのナムル　200g
桜えび　大さじ2
黒すりごま　大さじ2
酒　小さじ2

作りかた

1 桜えびは粗く刻み、酒をふってラップをかけて電子レンジで20 秒加熱する。
2 ボウルにブロッコリーと、①の桜えびを汁ごと、ごまを入れて全体に混ぜ合わせる。

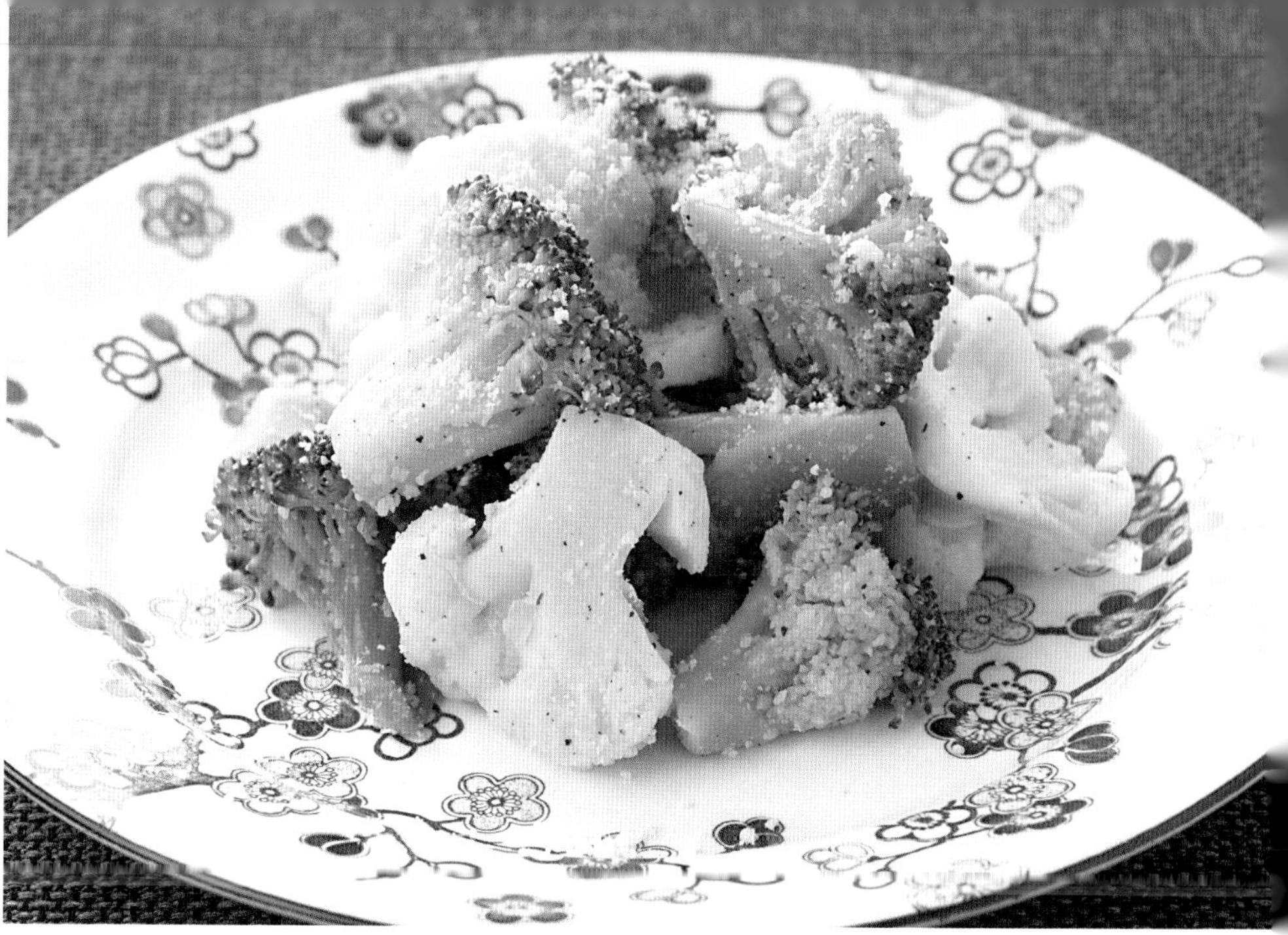

ブロッコリーのナムル（p.16）に ＋カリフラワー ＋粉チーズ

ブロッコリーとの相乗効果で
免疫力を高め、食欲不振も改善

免疫力向上

材料（2～3人分）

ブロッコリーのナムル　150g
カリフラワー　150g
粉チーズ　大さじ1強
塩、黒こしょう　各少々

作りかた

1 カリフラワーは食べやすく切り分け、塩少々（分量外）を入れた熱湯でさっとゆでてザルにとる。
2 ボウルにブロッコリーと①のカリフラワーを入れてあえ、粉チーズを加えて混ぜ合わせる。塩、こしょうで味を調える。

ブロッコリーのナムル（p.16）に ＋温泉卵 ＋マッシュルーム

マッシュルームが気を補い、体内のよけいな水分を排出し、免疫力も高めます
卵が「気」を養い、肺と胃の働きも助けます

免疫力向上

疲労回復

材料（2人分）
ブロッコリーのナムル　160g
温泉卵　2個
マッシュルーム　大4個
レモン汁、塩　各少々

作りかた
1 マッシュルームは2mm の薄切りにし、レモン汁をかけておく。
2 器にブロッコリーとマッシュルームを盛り合わせ、温泉卵をのせ、塩をふる。

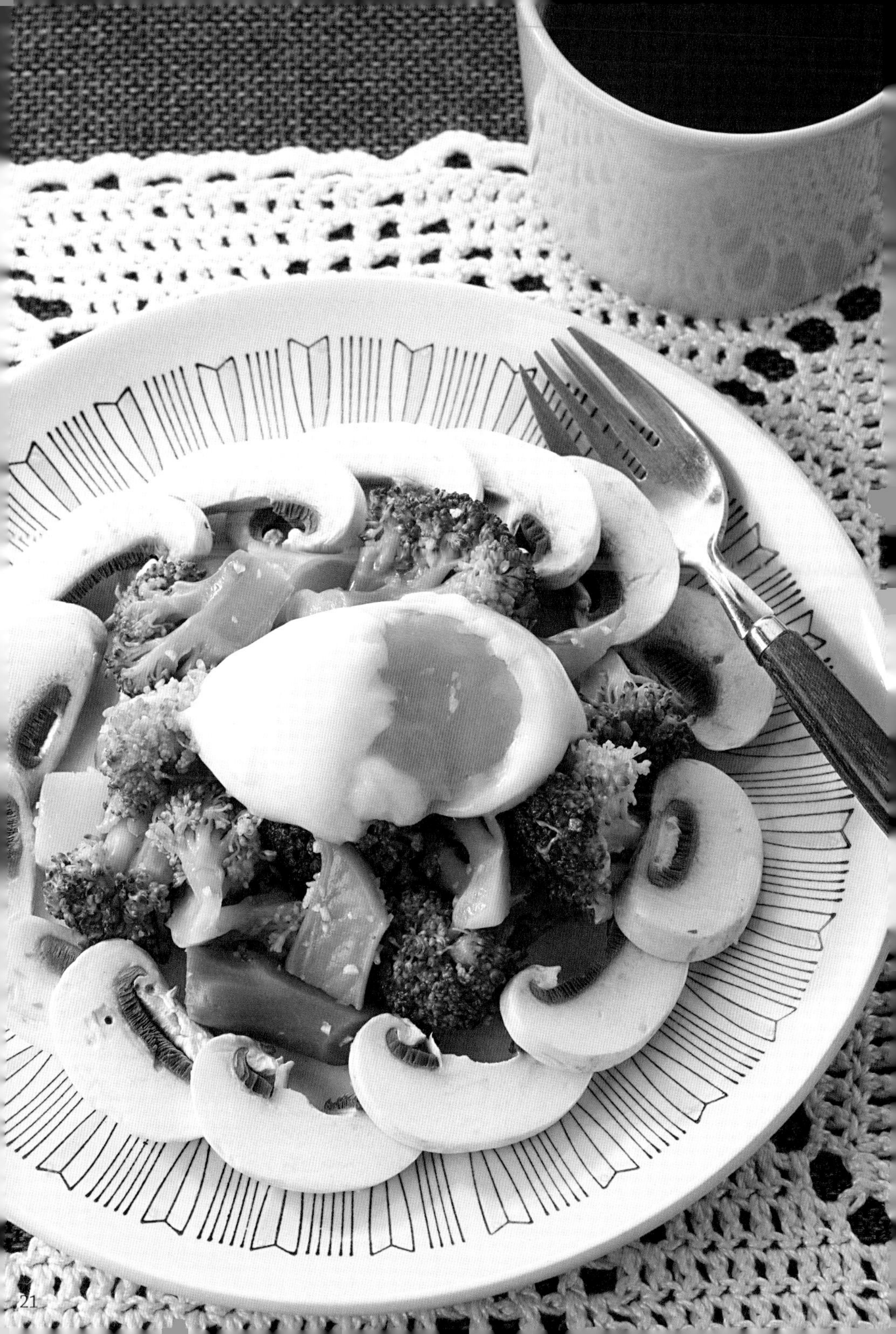

ミニトマトのおひたし

胃の働きを助け、食欲を回復させます
身体の熱をさますほか
肝の働きを助けて解毒を促します

材料（作りやすい分量）

ミニトマト（赤）　300ｇ
ミニトマト（黄）　200ｇ
A［だし汁　１カップ
　酒大さじ１
　うす口しょうゆ　¼カップ

作りかた

1 トマトは沸騰した湯でさっと湯通しし、氷水にとって皮をむく。
2 大きめのボウルにAを混ぜ合わせ、①のトマトを入れる。
3 皿などで重しをして１時間ほどひたす。

・トマトは寒性で身体を冷やす作用が強いので、食べる際にすりおろしたしょうが、青じそのせん切りなどを添えると作用がやわらぐ。

・卵を加えてスープに。ごはんやそうめんを加えても美味。

トマト

帰経	五味	五性
肝	酸	熱
脾	苦	温
胃	甘	平
	辛	涼
	鹹	寒

熱をとる

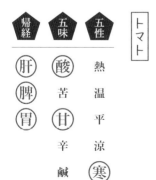

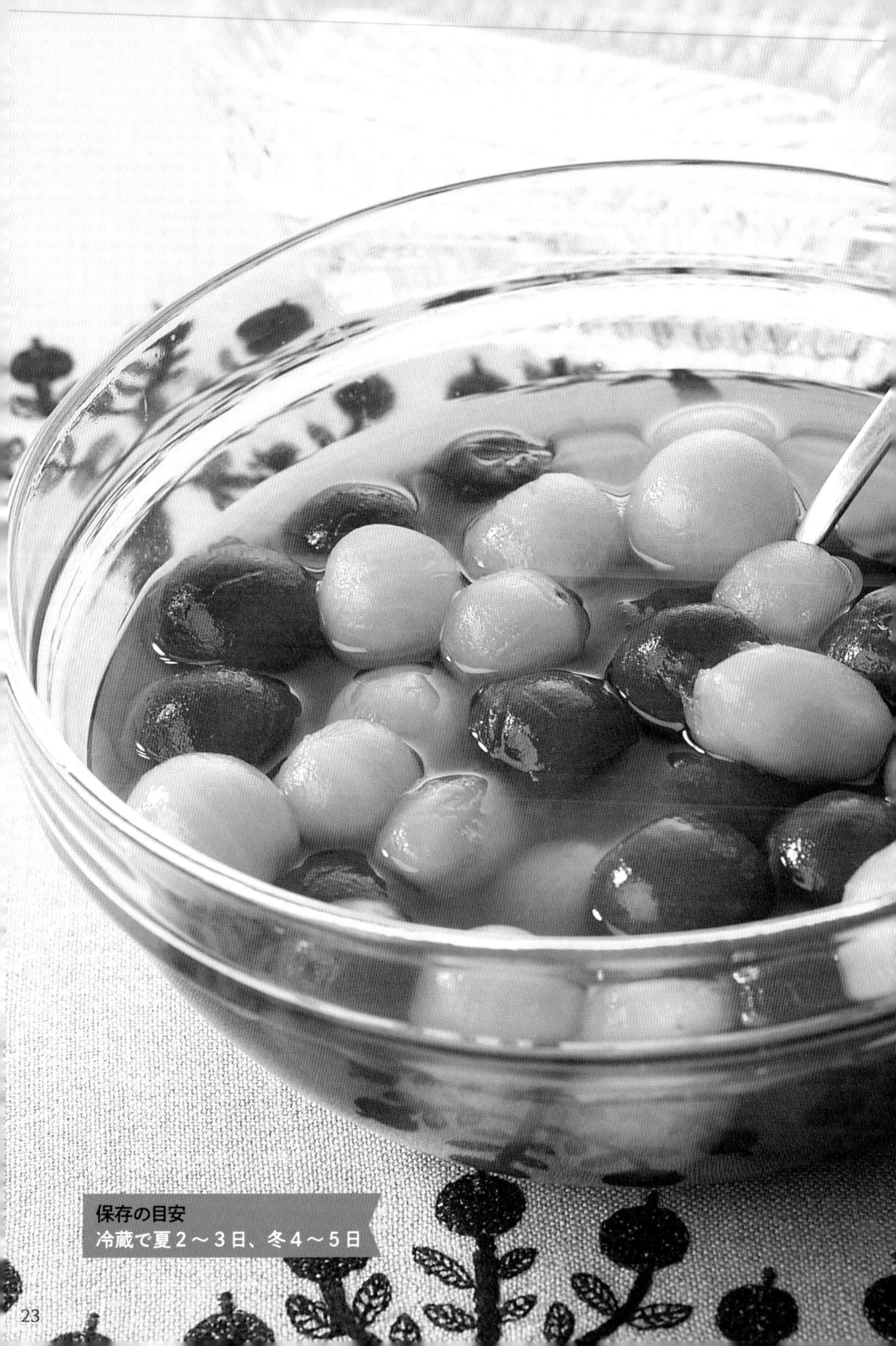

保存の目安
冷蔵で夏２～３日、冬４～５日

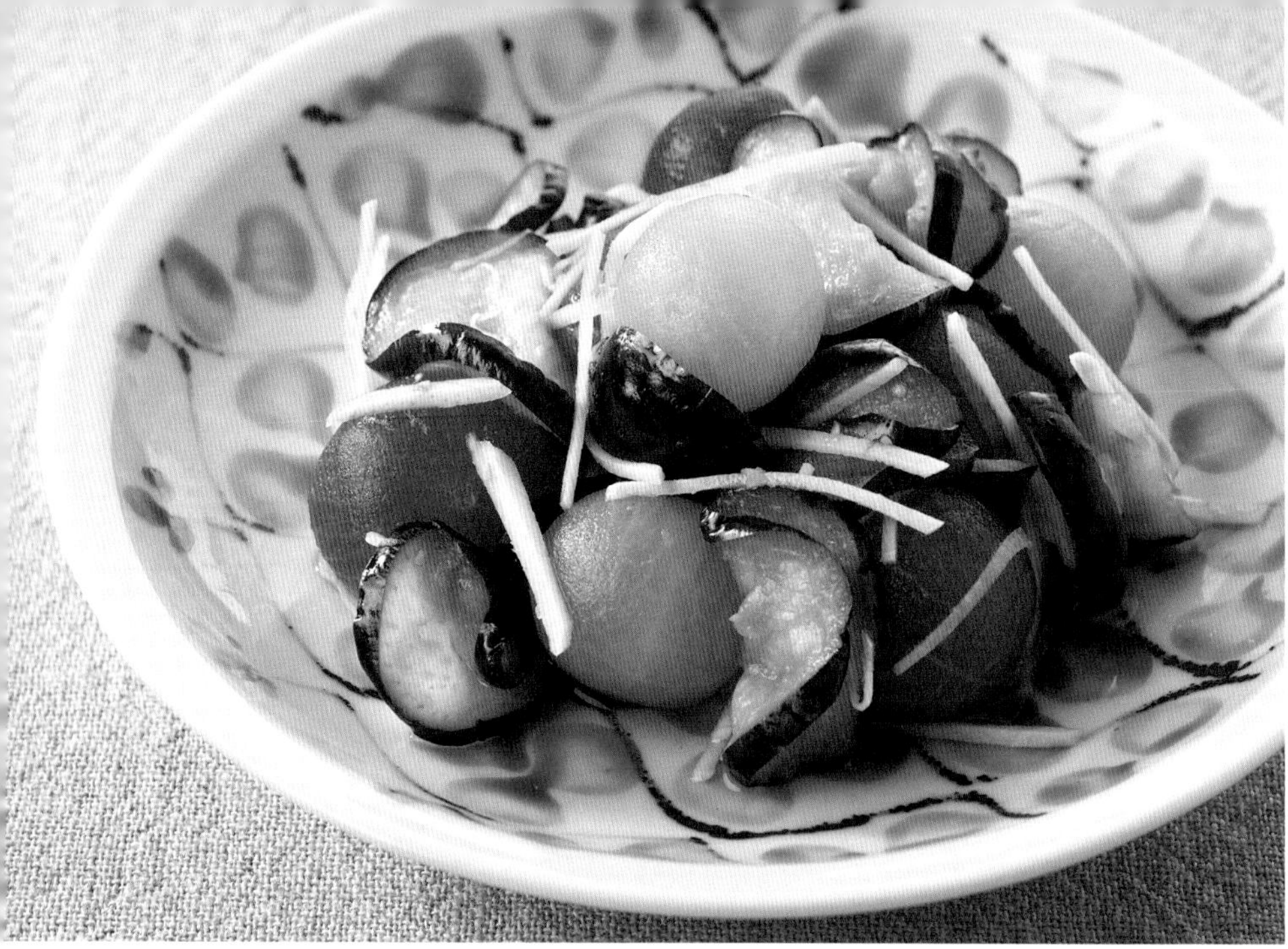

ミニトマトのおひたし(p.22)に ＋なす＋しょうが

なすとしょうがで体内の熱バランスをとり
よけいな水分を排出します

むくみ改善

材料（2～3人分）

ミニトマトのおひたし　20個
　＋漬け汁　大さじ2
なす　2本
しょうが　1かけ
塩　小さじ⅓

作りかた

1 なすは3mm厚さの輪切りにして塩をふってよく混ぜる。なすから水分が出てきたら塩を洗ってやさしくしぼる。しょうがはせん切りにする。
2 ボウルにミニトマトの漬け汁と①のなすを加えてよくあえ、ミニトマトとしょうがも加えて全体によく混ぜ合わせる。

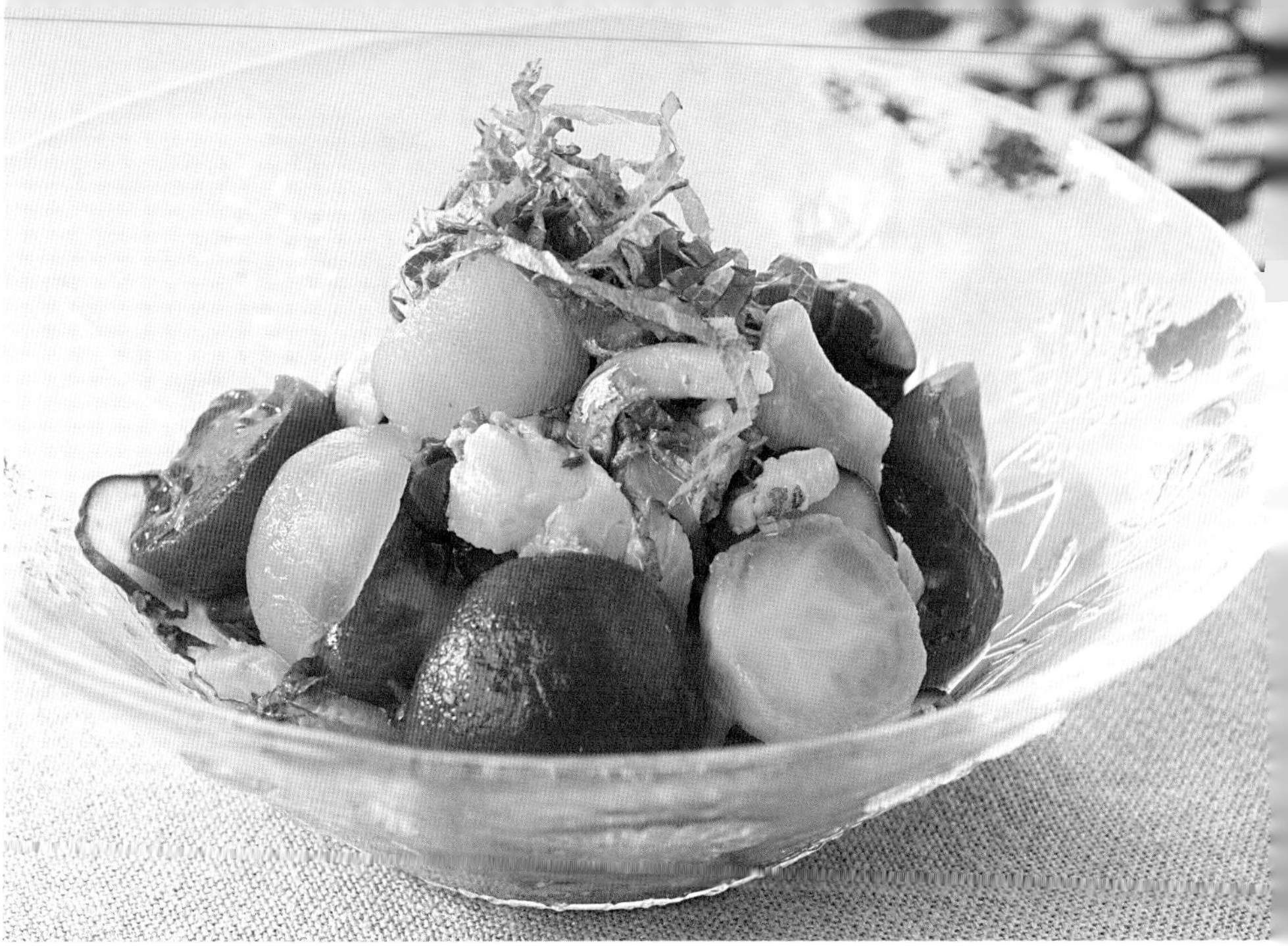

ミニトマトのおひたし(p.22)に ＋あじのたたき＋きゅうり

あじは、「気」と「血」を補いながら疲労回復に導きます

疲労回復

材料（2～3人分）

ミニトマトのおひたし　15個
　＋漬け汁　大さじ1
あじのたたき　1尾分
きゅうりの小口切り　1本分
青じそのせん切り　6枚分
A［酒、酢　各大さじ1
　 塩　少々
レモン汁　大さじ1

作りかた

1 あじはAをふっておく。きゅうりは3％の塩水（分量外）に入れて、しんなりしたら水けをしぼる。青じそは水にはなしてアクを抜く。ミニトマトは半分に切る。

2 ボウルにミニトマトの漬け汁とレモン汁を合わせ、①のあじ、きゅうり、ミニトマトを順に加えてその都度あえる。仕上げに、水けをきった青じそを添える。

さっぱりポテサラ

じゃがいもは「気」を補ってくれます
セロリと玉ねぎが「気」を巡らせます
日々消耗しがちな「気」の充実をはかります

材料（作りやすい分量）

じゃがいも　4個
紫玉ねぎ　小1個
セロリの茎　$2/3$本
セロリの葉　2枝分

A
- 酢　大さじ3
- 塩　小さじ1
- 黒こしょう　少々

B
- マヨネーズ　大さじ3
- レモン汁　大さじ1

作りかた

1 玉ねぎは5mm幅の薄切りにして大きめのボウルに入れ、Aを加えてよく混ぜる。セロリの茎は太さを3等分にして薄切りにし、ボウルに加えて混ぜる。セロリの葉はせん切りにしてとっておく。

2 じゃがいもは皮ごと10～15分ほど蒸して、タオルにのせて熱いうちに皮をむく。縦に4つ割にしてから7～8mmの厚さに切り、①のボウルに少しずつ加え、その都度よく混ぜる。

3 Bをよく混ぜて②のボウルに加え、全体に味をなじませる。①のセロリの葉を加え、塩、こしょう（各分量外）で味を調える。

・マッシュして小麦粉をつけて焼いたり、耐熱皿に入れて卵を落とし粉チーズをふってココットにしても美味。

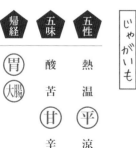

じゃがいも

帰経	五味	五性
(胃)	酸	熱
(大腸)	苦	温
	(甘)	(平)
	辛	涼
	鹹	寒

気を養う

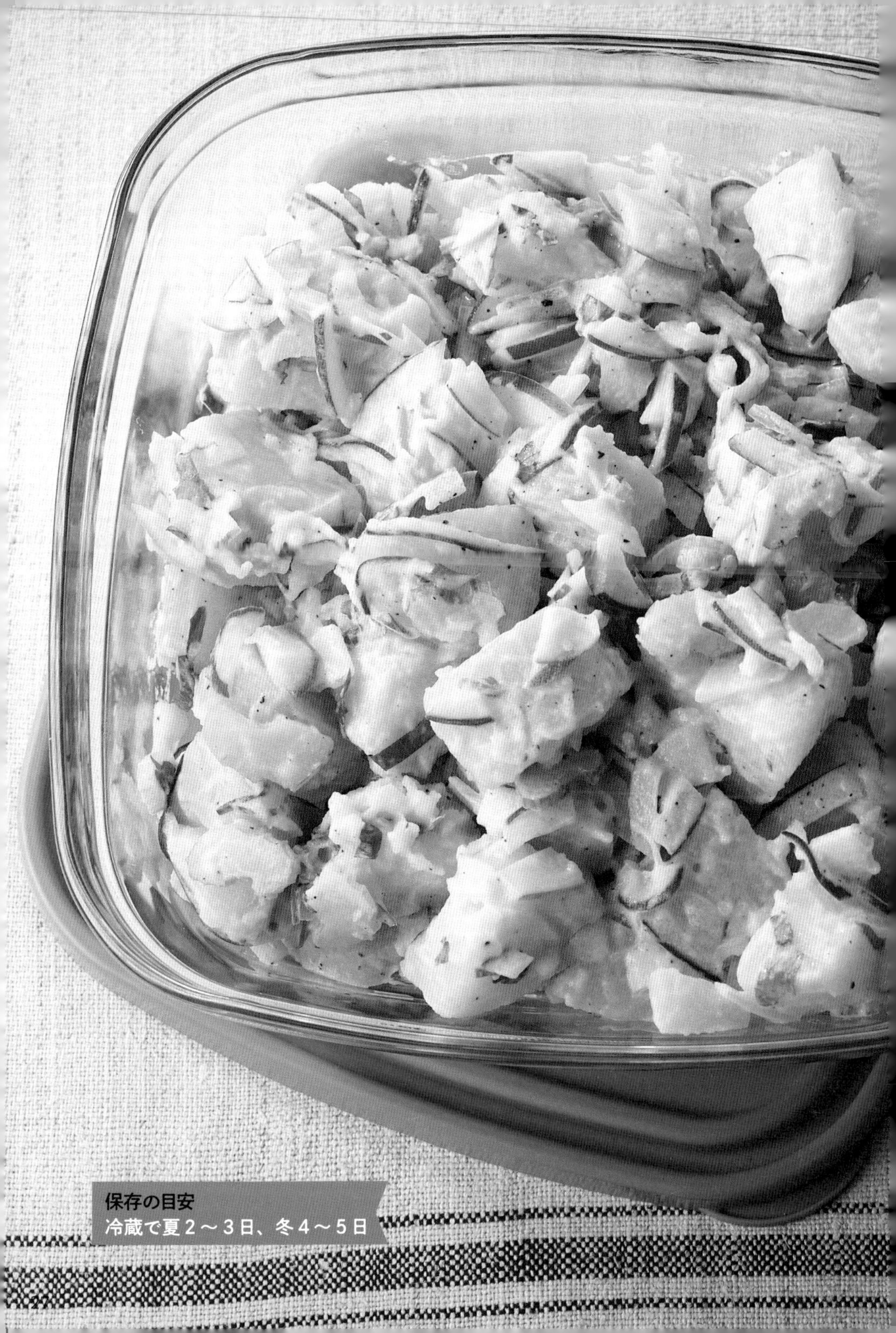

保存の目安
冷蔵で夏２～３日、冬４～５日

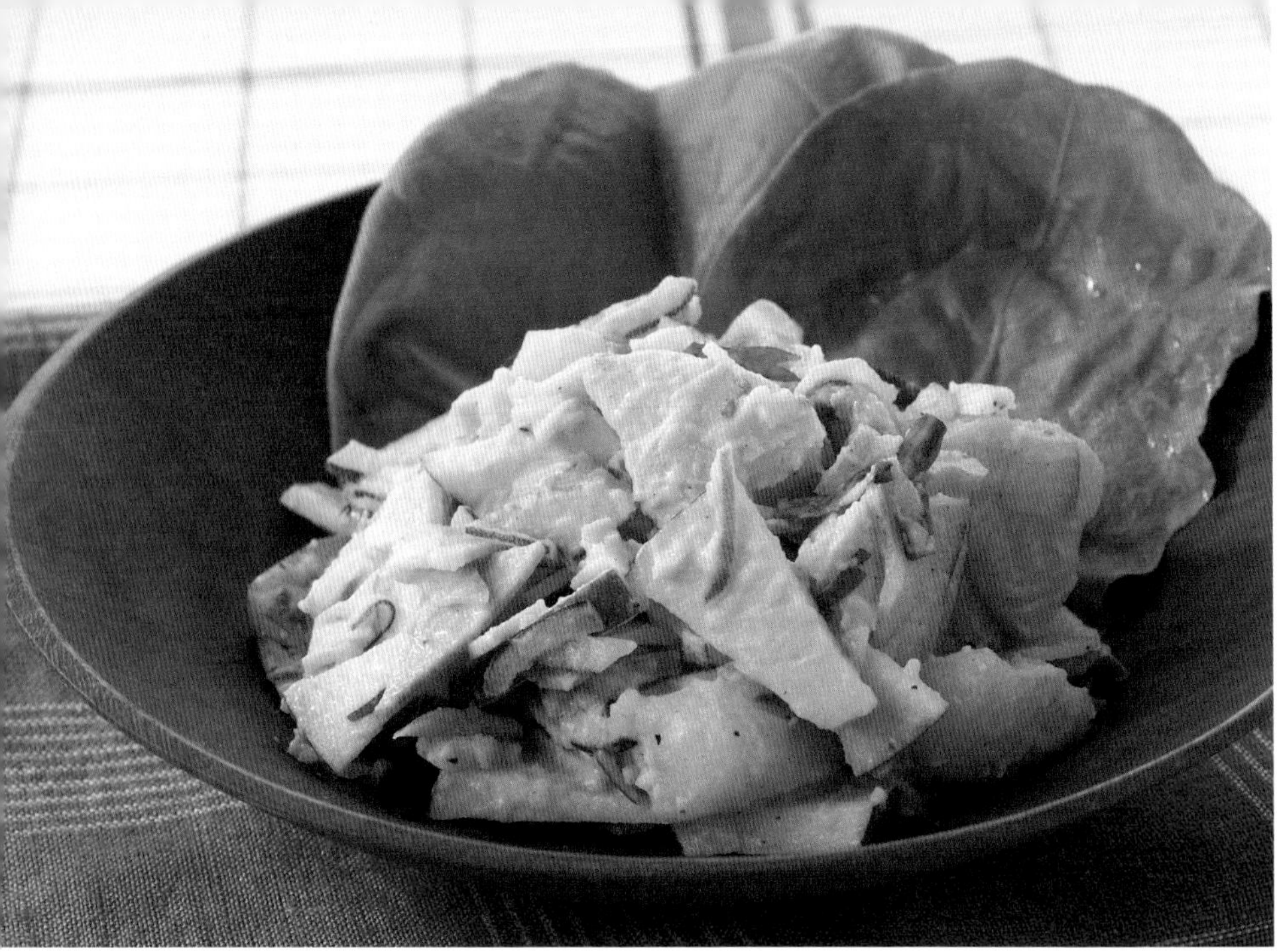

さっぱりポテサラ（p.26）に ＋ハム＋りんご

「気」と「陰」を充実させながら体内の熱をとり除きます

ほてり のぼせ 改善

材料（2～3人分）

さっぱりポテサラ　200ｇ
ハム　3枚
りんご　½個
A ［フレンチマスタード　大さじ1
　 酢　小さじ1
サラダ菜（あれば）　適量

作りかた

1 ハムは半分に切り7mm幅の短冊切りにする。りんごは縦6つ割にしてから薄切りにする。塩水（分量外）にひたしてから水けをきる。
2 ボウルにAを混ぜて、ポテサラを加えて混ぜる。①のハムとりんごを加えて、さっくりと混ぜる。仕上げに、あればサラダ菜を添える。

・サンドイッチの具にしても美味。

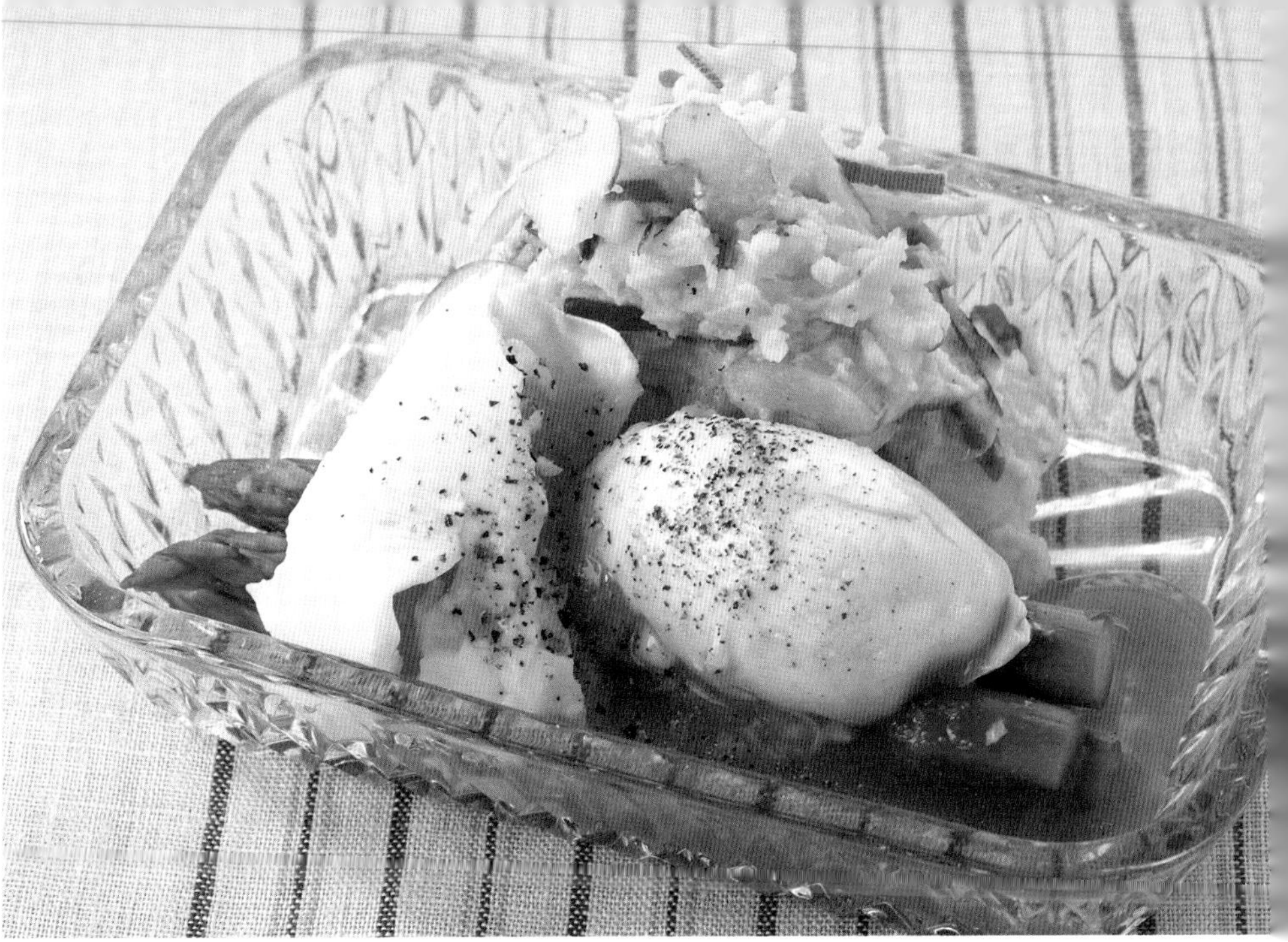

さっぱりポテサラ（p.26）に ＋半熟卵＋アスパラ

「血」を養う卵と
代謝を助けるアスパラガスでリフレッシュ

代謝促進

材料（2人分）
さっぱりポテサラ　160g
卵　2個
グリーンアスパラガス　6本
塩、黒こしょう　各少々

作りかた
1 卵は好みの半熟にゆでる。アスパラガスは、根元は皮をむいて硬い部分は切り落とす。熱湯で1～2分ほどゆでて、半分の長さに切る。
2 器にポテサラ、①のアスパラガス、半熟卵を盛り合わせ、塩、こしょうをふる。卵の黄身を崩しながら食べる。

さっぱりポテサラ（p.26）に ＋黒オリーブ ＋アンチョビ

オリーブの実には便通を良くする働きがあります
アンチョビの鹹味（かんみ）も便通をスムーズにし
玉ねぎが「気」を巡らせます

材料（2～3人分）

さっぱりポテサラ　200g
黒オリーブ水煮（種抜き）　10個
アンチョビ（＊1）　2切れ
にんにく（＊2）　小1片
レモン汁　小さじ1
黒こしょう　少々
トレビス（あれば）　適量

作りかた

1 オリーブとアンチョビは粗みじん切り、にんにくは極みじん切りにする。
2 ボウルに①の具とレモン汁を入れてよく混ぜ、ポテサラも加えて全体に混ぜ合わせる。仕上げに、あればトレビスを添える。

＊1　アンチョビの塩分、油分が気になる場合は、身を薄い塩水にひたしたあと、酒小さじ1（各分量外）を加えると良い。

＊2　生のにんにくは、産後や更年期でのぼせが強い人、暴飲暴食の過ぎる人、感染症の罹患後などは避けたほうが良い。用いる場合は加熱したものを少量に。

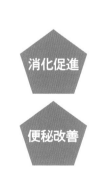

消化促進

便秘改善

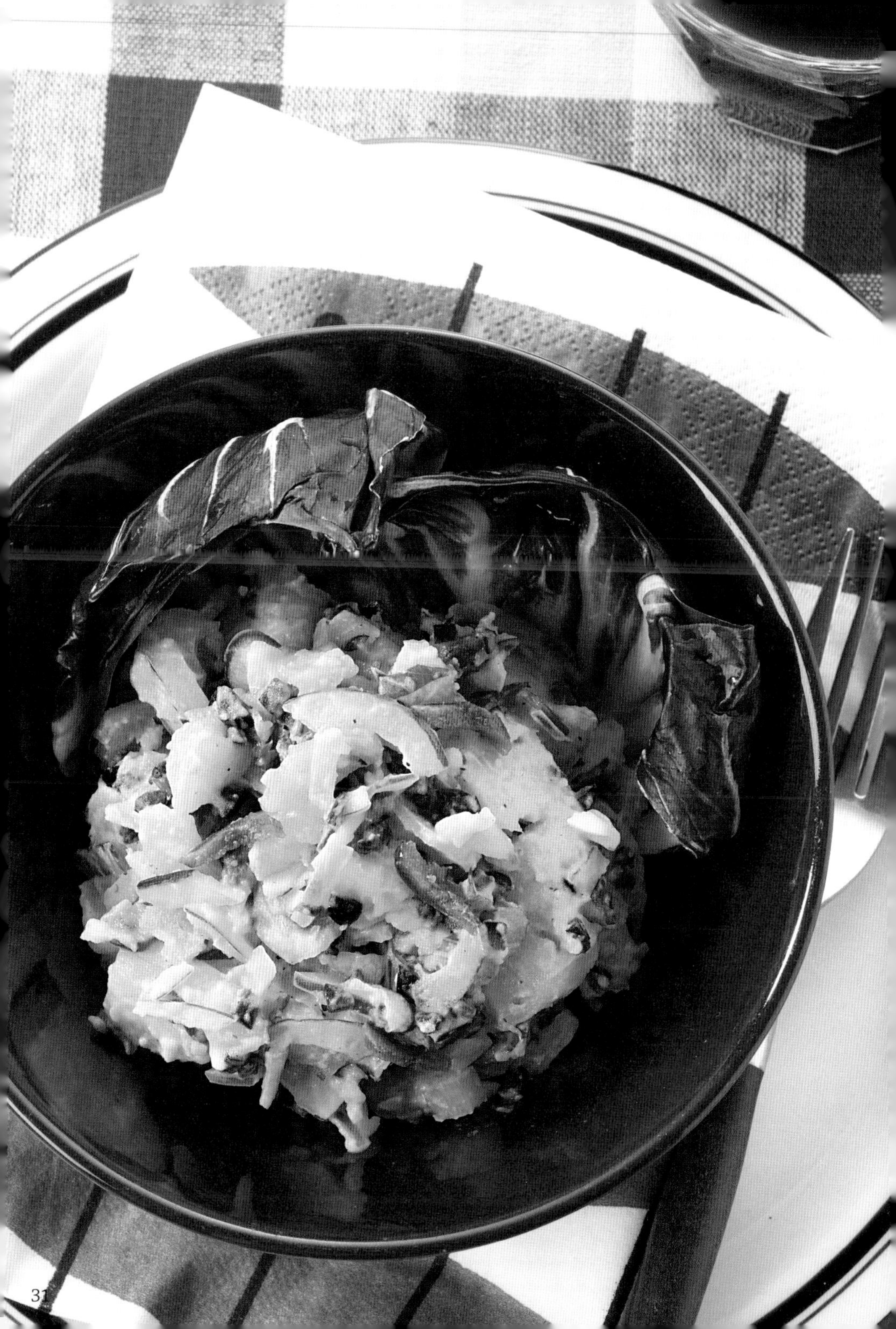

きのこのピリ辛和風蒸し

主に「気」を補うきのこ類は、種類によって効能もさまざま
免疫力を高めるしいたけとまいたけ
腸内環境を整えるエリンギとえのきだけの組み合わせです

材料（作りやすい分量）

きのこいろいろ　あわせて400ｇ前後
（写真は、生しいたけ４個、
まいたけ・エリンギ・えのきだけ各１パック）
酒　大さじ２～３
A［しょうゆ　大さじ３～４
　みりん　大さじ２～３
　唐辛子　大１本

作りかた

1 しいたけは２mm厚さの薄切り、まいたけは食べやすく手でほぐし、エリンギは縦半分にして３cm長さの薄切り、えのきは３cm長さに切る。
2 大きめのフライパンか鍋に①を入れてよく混ぜ、酒を回しかける。ふたをして火にかけ、沸騰してきたら火を弱めて時々上下を返しながら２～３分ほど蒸す。
3 きのこの量感が半分以下になったらAを加え、火を強めて全体に味が回るよういりつける。蒸し汁が半量になったら火を止める。

きのこ

	五性	帰経
しいたけ	平	胃、肝
まいたけ	平	脾、胃、肺
エリンギ	温	肝、腎
えのきだけ	寒	脾、肝

五味：酸　苦　甘（○）　辛　鹹

気を補う

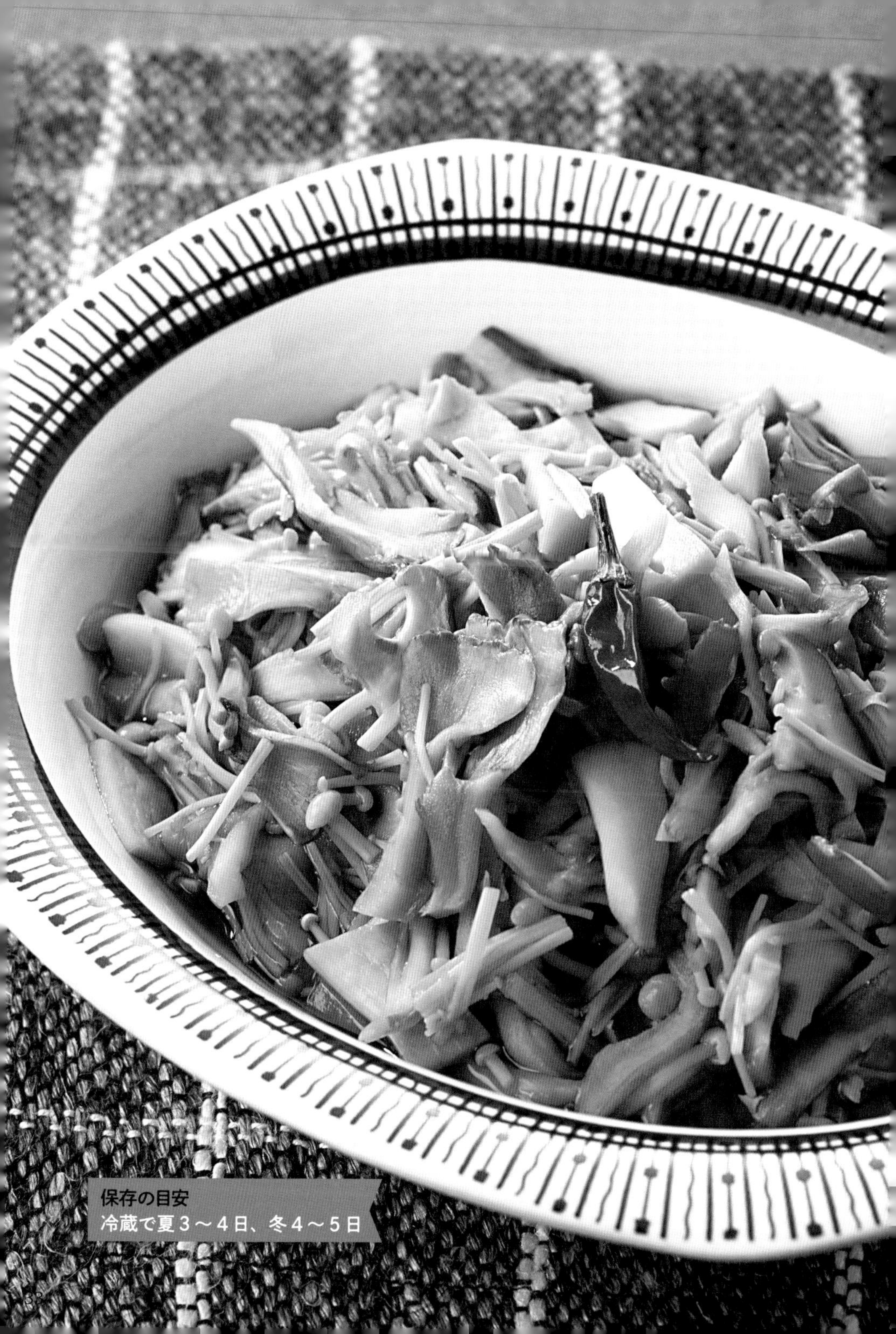

保存の目安
冷蔵で夏３～４日、冬４～５日

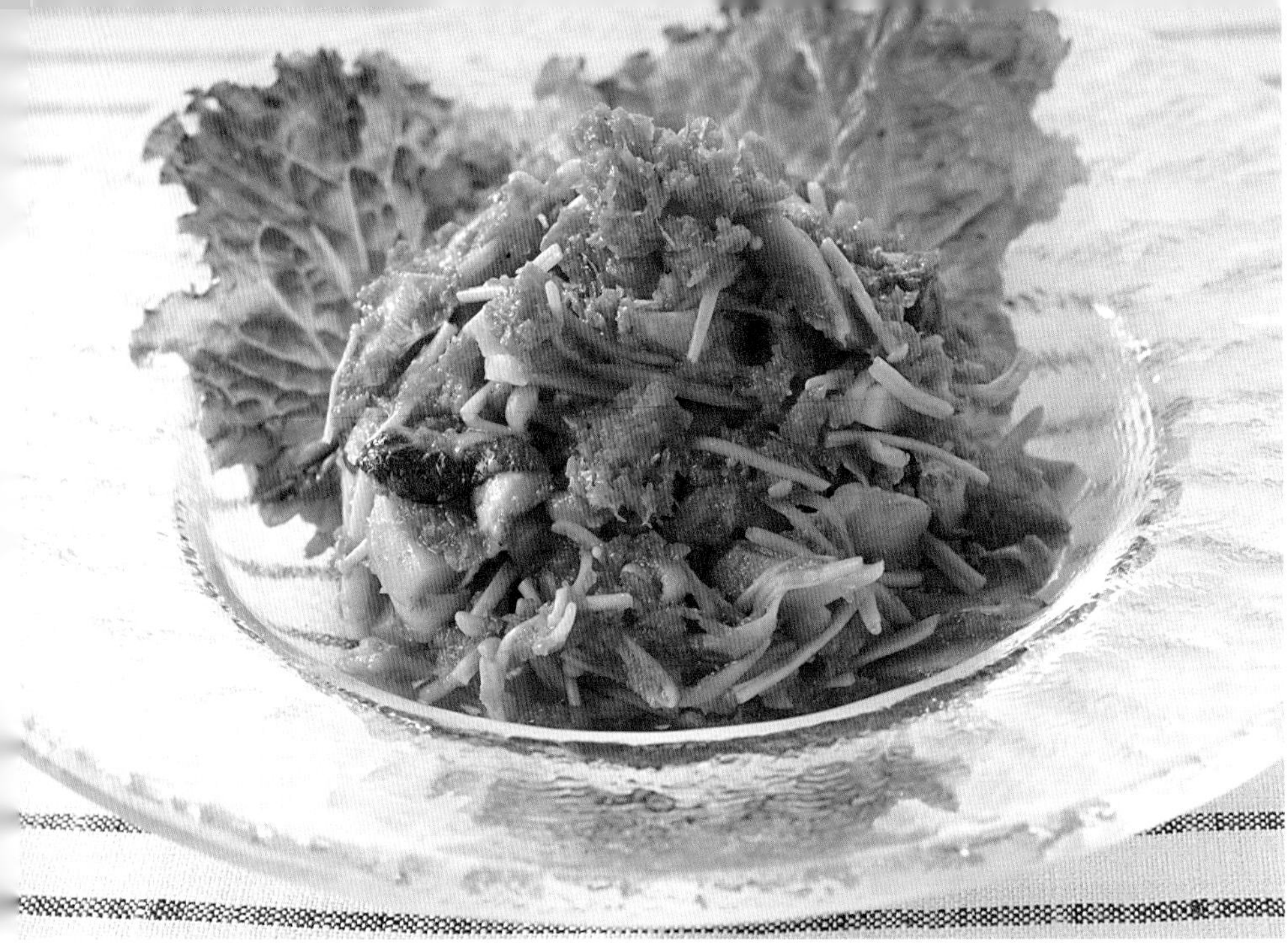

きのこのピリ辛和風蒸し（p.32）に ＋おろしにんじん

にんじんはβカロテンで抗酸化力を高め「血」も補います

免疫力向上

材料（2〜3人分）
きのこのピリ辛和風蒸し　100g
にんじんのすりおろし（*）　100g
A［オリーブ油　小さじ2
　塩・黒こしょう　各少々
　レモン汁　大さじ1
サニーレタス（あれば）　適量

作りかた
1 にんじんは耐熱容器に入れて電子レンジで1分ほど加熱する。Aを順に加えて混ぜる。
2 きのこを加えてよく混ぜる。仕上げに、あればサニーレタスを添える。

＊　にんじんはおろしてさっと加熱することで消化しやすく、カロテンの吸収も良くなる。

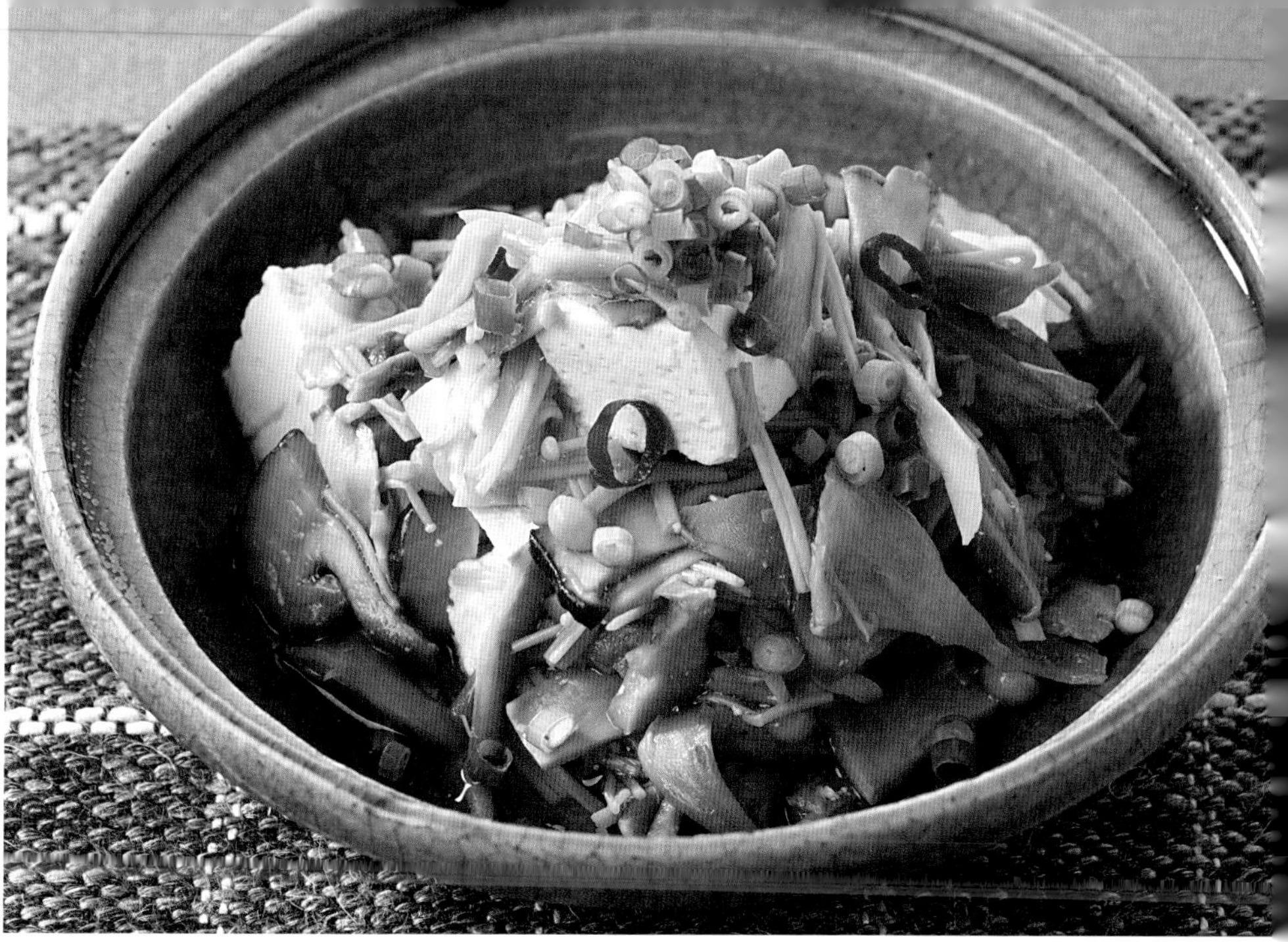

きのこのピリ辛和風蒸し（p.32）に ＋豆腐＋小ねぎ

豆腐で体内の余分な熱をさまし
ねぎで巡りを促します

疲労回復

材料（2～3人分）

きのこのピリ辛和風蒸し　100ｇ
　＋唐辛子＋蒸し汁　大さじ1
木綿豆腐　½丁
小ねぎの小口切り　2本分
うす口しょうゆ　小さじ1

作りかた

1 豆腐は1cm角に切り耐熱容器に入れる。きのこ、唐辛子の小口切り、蒸し汁を加える。しょうゆを加えて全体に混ぜる。
2 電子レンジで1分半ほど加熱し、仕上げに小ねぎを添える。

玉ねぎのピクルス

玉ねぎで「気」の巡りを促し
酢との相乗効果で血液サラサラ力は抜群です
彩りに加えた赤パプリカで、抗酸化力も期待できます

材料（作りやすい分量）

玉ねぎ　大2個
赤パプリカ　1個
A
- 酢　1カップ
- 白ワイン（*）　½カップ
- 塩・はちみつ　各大さじ1
- 粒黒こしょう　小さじ1
- ベイリーフ　小2枚

作りかた

1 大きめの保存瓶にAを合わせてよく溶かしておく。
2 玉ねぎは縦に6～8等分に切り、半分の長さに切る。パプリカも縦4～6等分に切り、2cm長さの乱切りにする。
3 ①に②の玉ねぎとパプリカを加えてよく混ぜ、上に小皿などの重しをのせて1時間ほどおいて味をなじませる。

＊　アルコールや酸味に弱い人は、予めAを電子レンジなどで2分ほど加熱すると良い。

・胃酸過多の人は食べすぎないように。間隔をあけて食べるのが効果的。

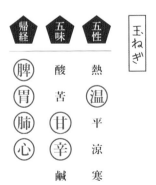

玉ねぎ

帰経	五味	五性
脾	酸	熱
胃	苦	温
肺	甘	平
心	辛	涼
	鹹	寒

気
を巡らせる

保存の目安
冷蔵で夏２週間、冬20日間

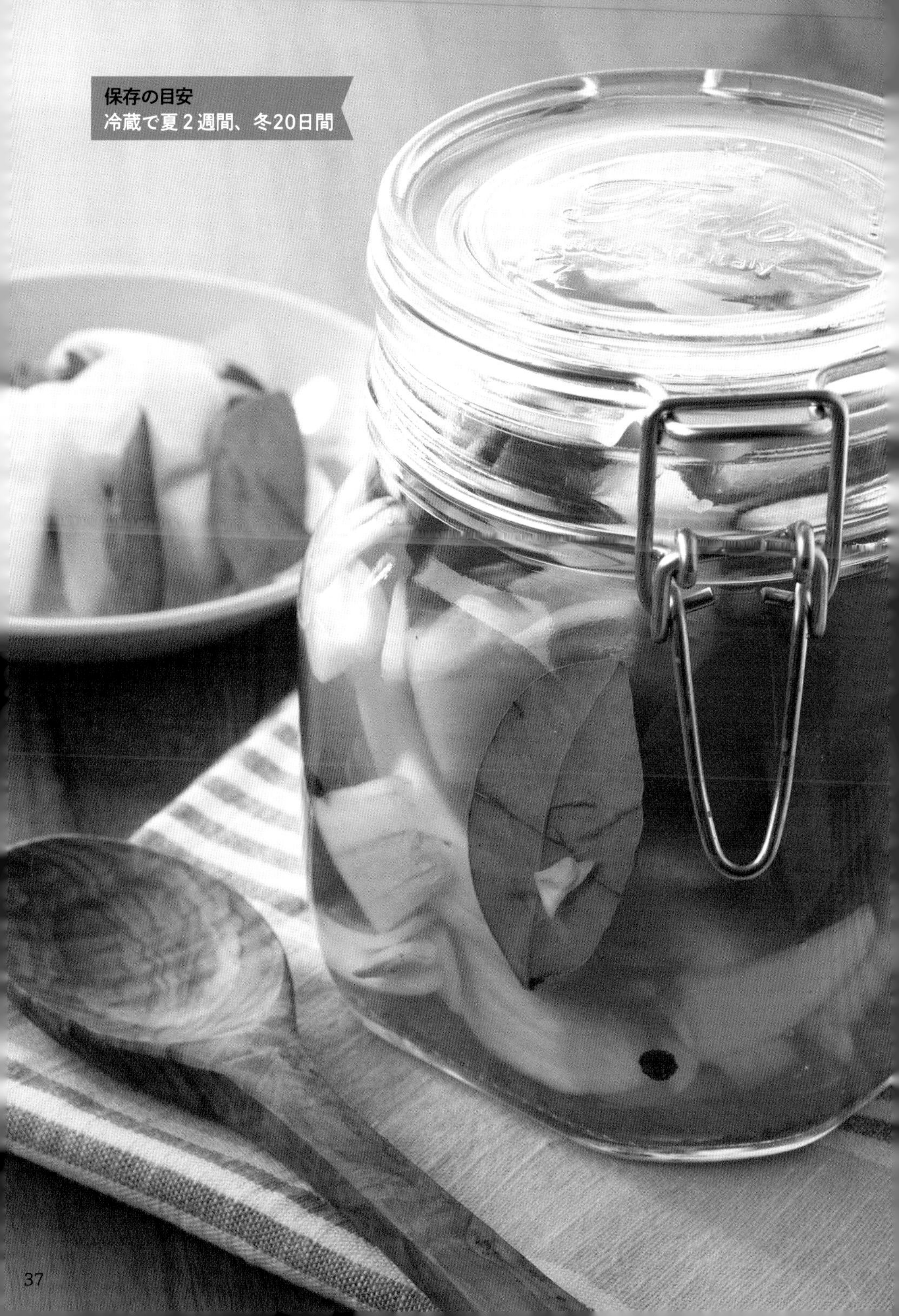

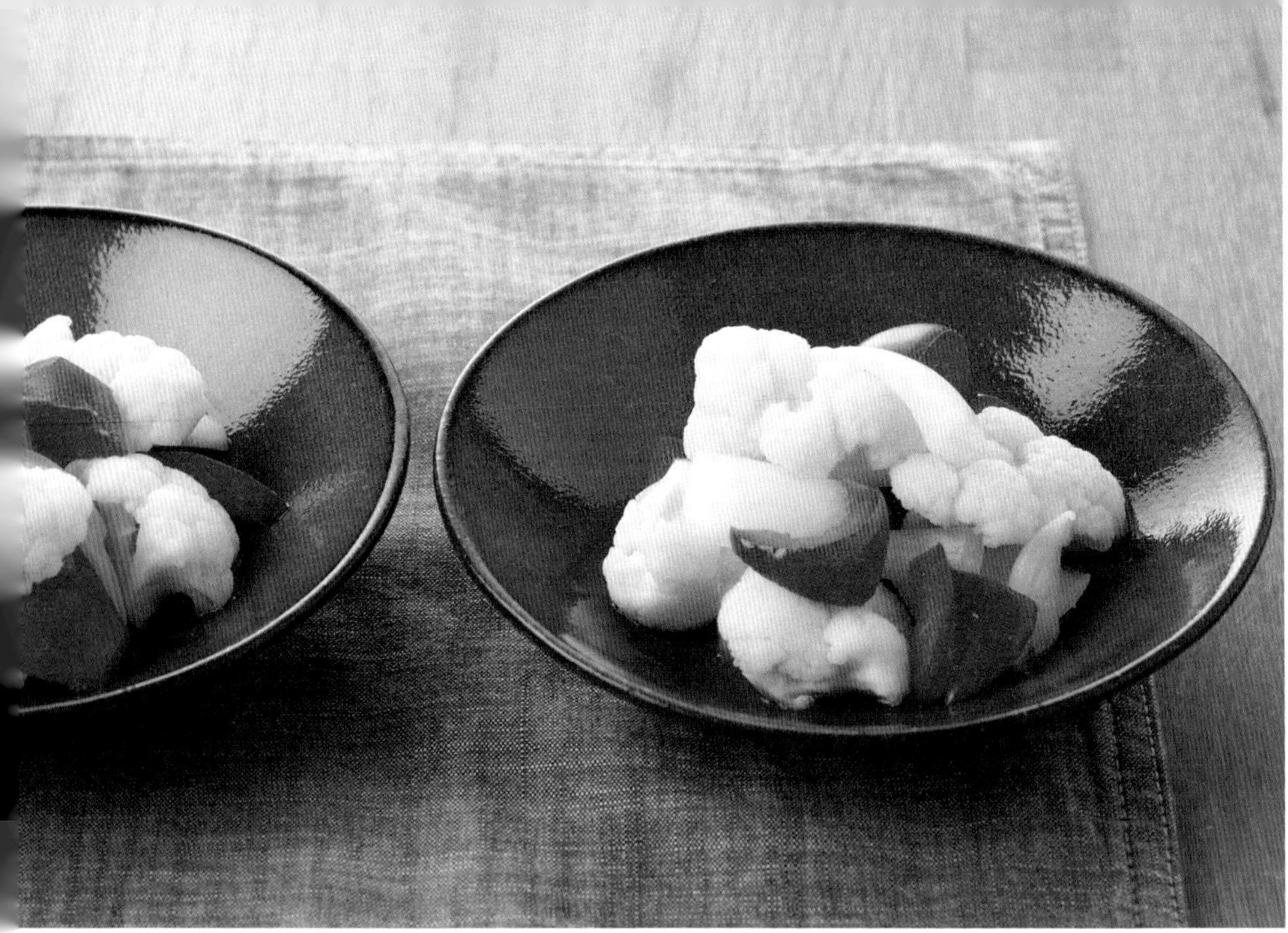

玉ねぎのピクルス（p.36）に ＋カリフラワー

「気」を充実させながら
体内の老廃物をとり除きます

食欲改善

材料（2〜3人分）

玉ねぎのピクルス　80g
　＋漬け汁　大さじ2〜3
カリフラワー　80g
塩、黒こしょう　各少々

作りかた

1 カリフラワーは食べやすい大きさに切り分け、熱湯でさっとゆでてザルにあげてさます。

2 ボウルにピクルスの漬け汁と①のカリフラワー、塩、こしょうを入れてよく混ぜる。ピクルスも加えて全体に混ぜ合わせ、30分ほどおく。

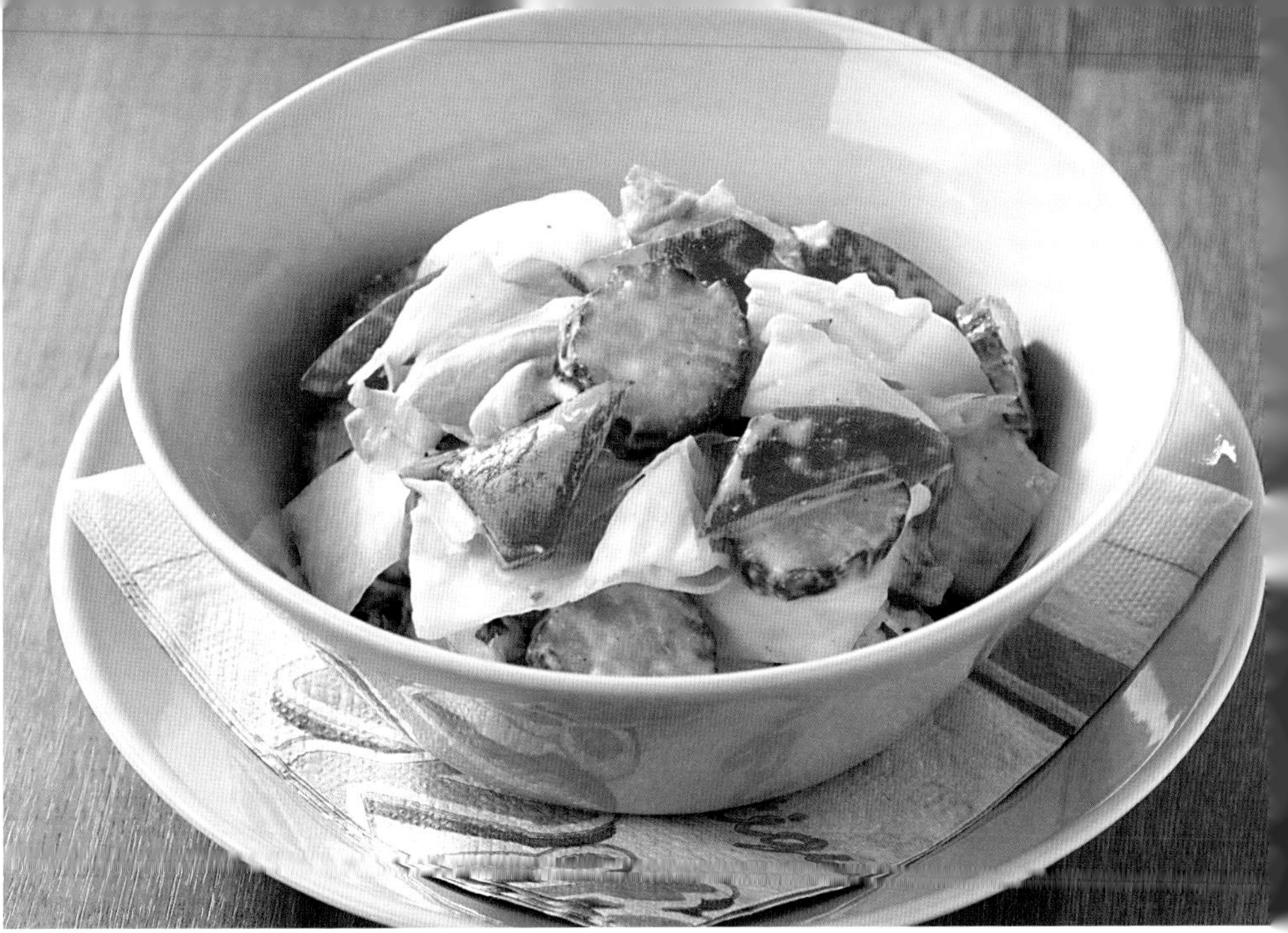

玉ねぎのピクルス（p.36）に＋きゅうり＋レタス＋ヨーグルト

涼性のきゅうりとレタスで体内の熱をさまし
ヨーグルトで腸を整えます

ほてり
のぼせ
改善

材料（2～3人分）

玉ねぎのピクルス　100g
　＋漬け汁　大さじ½～1
きゅうり（*）　1本
レタス　大きい葉で2枚
プレーンヨーグルト（無糖）　⅓カップ
塩、こしょう　各少々

作りかた

1 ボウルにヨーグルトとピクルスの漬け汁を混ぜて、塩、こしょうをふる。
2 きゅうりは5mm厚さの小口切りにする。レタスはひと口大にちぎる。
3 ①のボウルにきゅうり、ピクルス、レタスを順に加え、その都度よく混ぜる。

* きゅうりは切る前にフォークなどで皮全体に縦の筋をつけておくと、味がよくしみる。

玉ねぎのピクルス（p.36）に
＋蒸し鶏 ＋セロリ

鶏肉は「気」「血」「陽」を補って
疲れた身体を癒します
涼性のセロリがよけいな熱を排出し、イライラを鎮めます

疲労回復

イライラ改善

材料（2～3人分）

玉ねぎのピクルス　50g
　＋漬け汁　大さじ½
鶏むね肉　80g
セロリの茎　40g
セロリの葉　1枝分
A［酒、水各大さじ1
マヨネーズ　大さじ1
黒こしょう　少々
エンダイブ（あれば）　適量

作りかた

1 鶏肉をフライパンに入れ、Aをふりかけてふたをし、5～6分蒸して火を通す。粗熱がとれたら細かくほぐす。セロリの茎は7～8mmの厚さに切り、葉はせん切りにする。

2 ボウルにマヨネーズとピクルスの漬け汁、こしょうを加えて混ぜる。①のセロリの茎と蒸し鶏を加えて混ぜ、ピクルスとセロリの葉も加えて全体に混ぜ合わせる。仕上げに、あればエンダイブを添える。

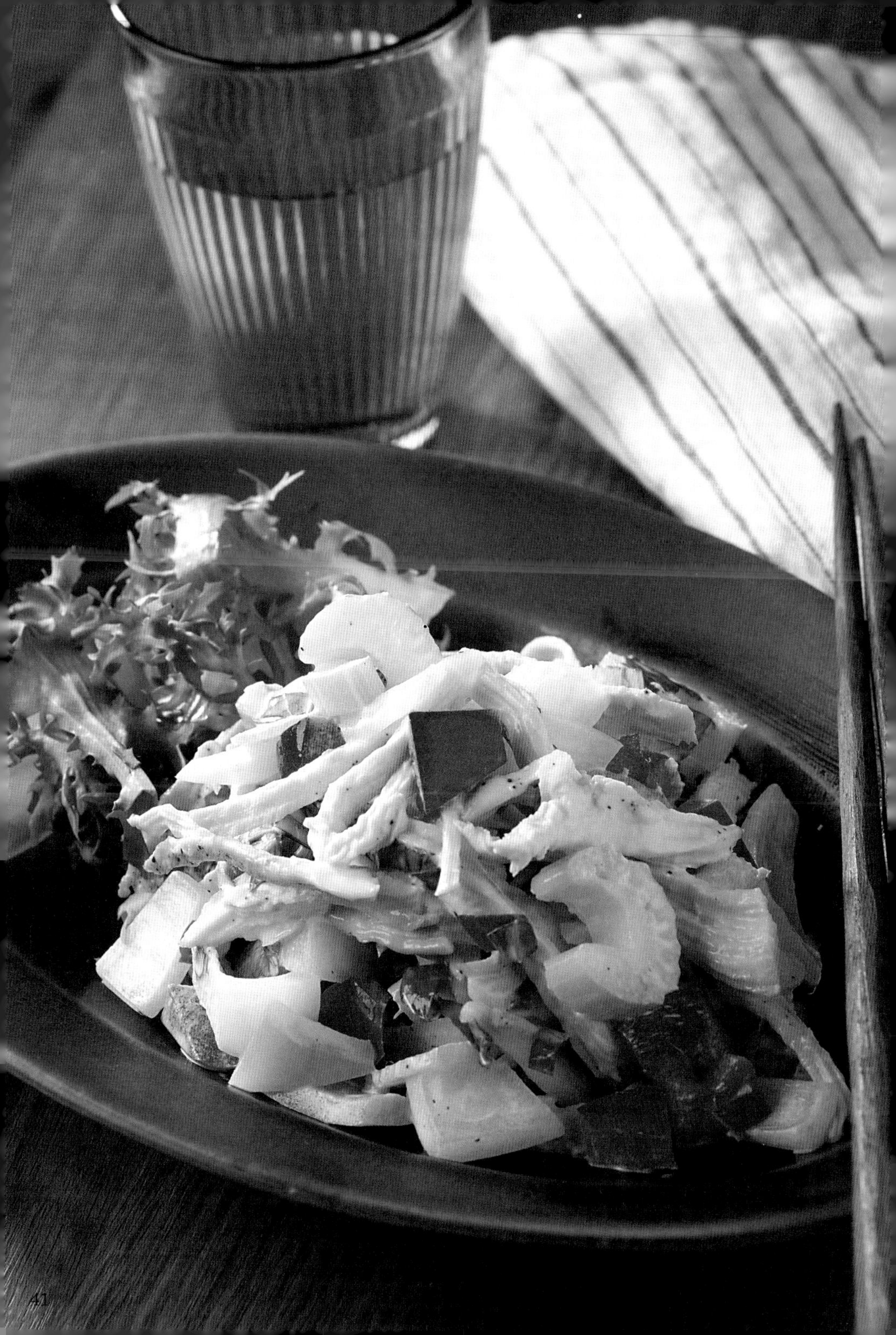

にんじんのアーモンドあえ

肝臓に働きかけて解毒を促し、にんじんのβカロテンと
アーモンドのビタミンDで「血」を養ってサラサラにします
抗酸化作用もたっぷりで、皮膚も丈夫にしてくれます

材料（作りやすい分量）
にんじん　2本（400g 前後）
アーモンド　大さじ1
オリーブ油　大さじ2
塩　小さじ½
黒こしょう　少々
レモン汁　大さじ2
パセリのみじん切り（好みで）　少々

作りかた
1 にんじんは、スライサーなどで4～5cm長さのせん切りにし、さっとゆでる。アーモンドは好みの大きさに細かく刻む。
2 ボウルに①のにんじんとオリーブ油を入れてよく混ぜ、塩、こしょうを加えて混ぜ合わせる。
3 ①のアーモンドを加えてよく混ぜ合わせたら、最後にレモン汁を加えて全体にあえる。好みでパセリのみじん切りをちらす。

にんじん

帰経	五味	五性
肺	酸	熱
脾	苦	温
肝	**甘**	**平**
	辛	涼
	鹹	寒

血 を養う

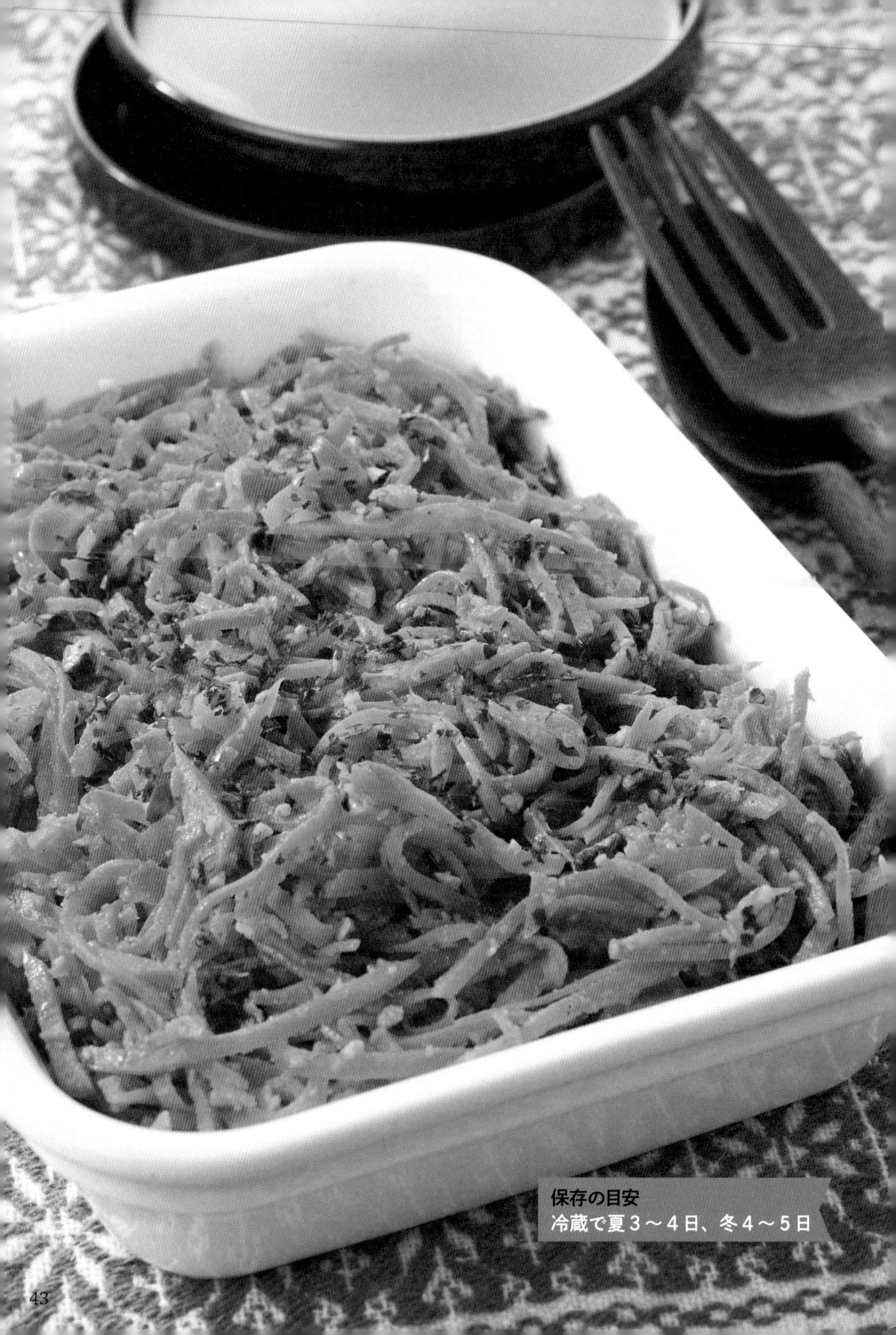

保存の目安
冷蔵で夏３～４日、冬４～５日

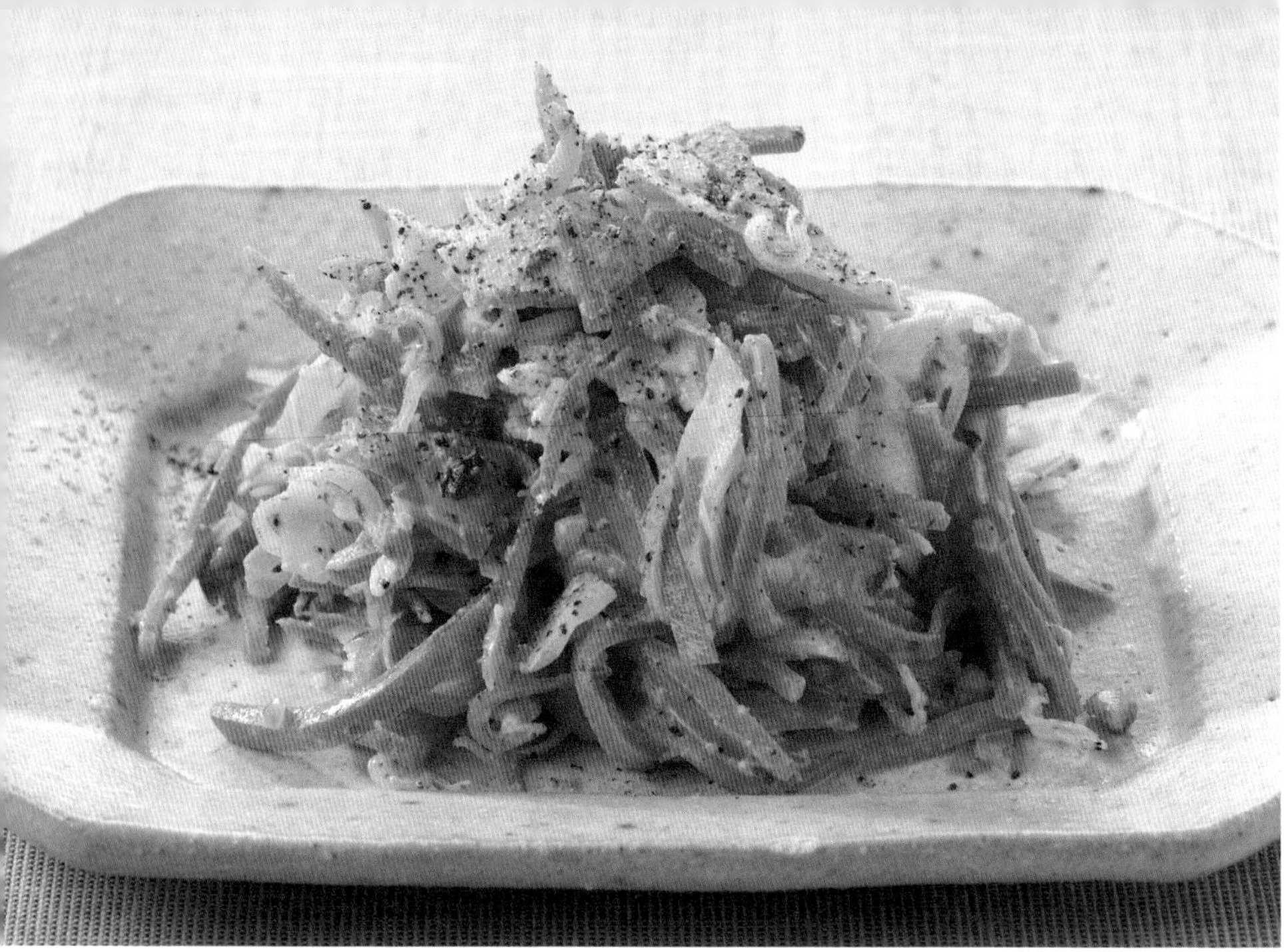

にんじんのアーモンドあえ（p.42）に＋セロリ＋じゃこ

セロリの香りで「気」を巡らせ
じゃこのカルシウムがイライラを鎮めます

精神安定

材料（2～3人分）
にんじんのアーモンドあえ　150g
セロリ　½本
ちりめんじゃこ　大さじ2
酒　大さじ1
マヨネーズ、酢　各大さじ1

作りかた
1 セロリは斜め薄切りに、ちりめんじゃこは酒をふってラップをかけて電子レンジで20 秒加熱する。
2 ボウルに①のセロリと、じゃこを汁ごと、マヨネーズと酢を入れて混ぜ、にんじんを加えて、全体に混ぜ合わせる。

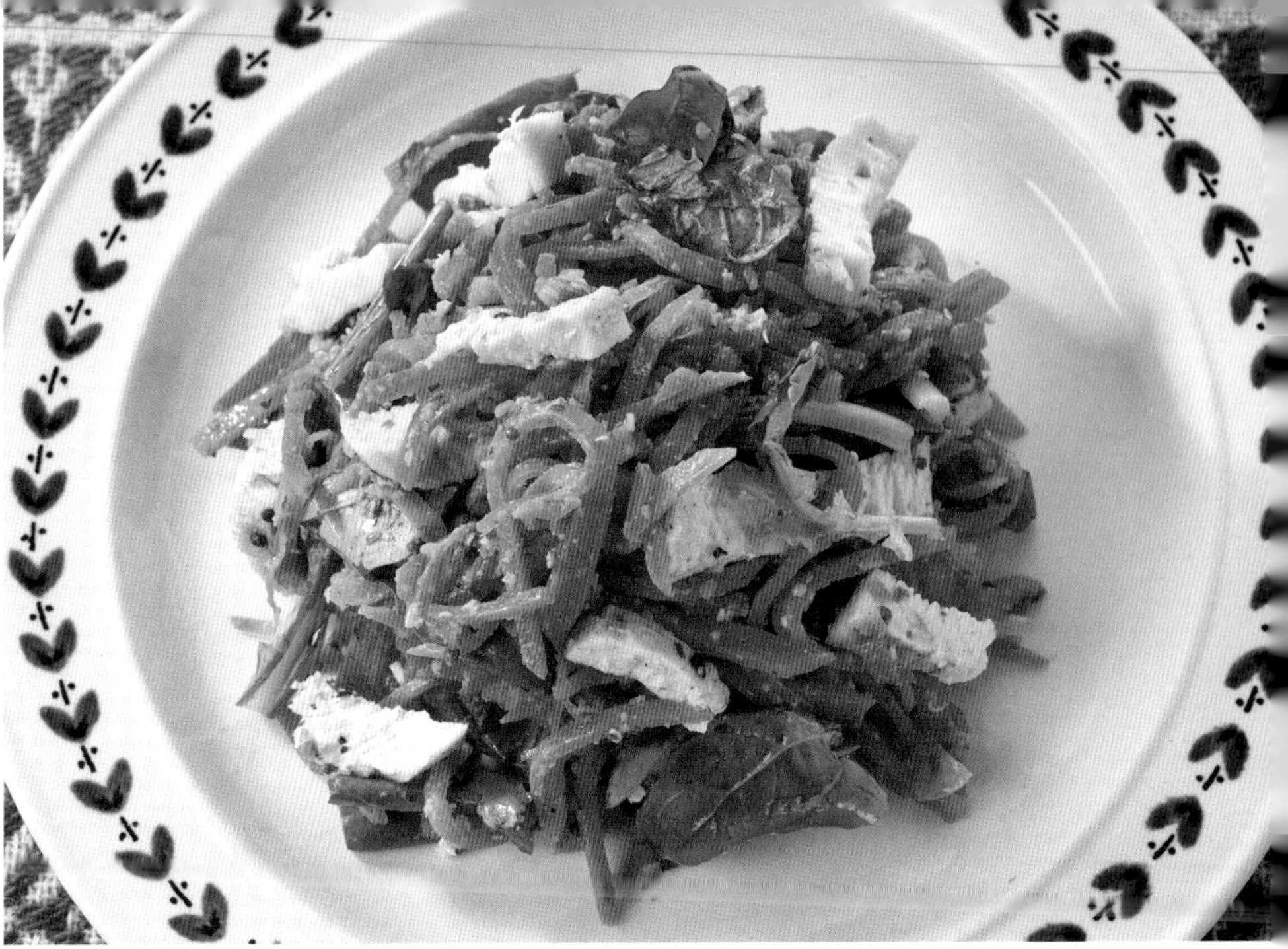

にんじんのアーモンドあえ（p.42）に ＋蒸し鶏 ＋ルッコラ

鶏肉が消耗した「気」を補い
疲れた体を癒します

疲労回復

材料（2～3人分）

にんじんのアーモンドあえ　150g
鶏むね肉　80g
A［酒、水各大さじ1
ルッコラ　2～3株
粒マスタード　大さじ1

作りかた

1 鶏肉をフライパンに入れ、Aをふりかけてふたをし、5～6分蒸して火を通す。粗熱がとれたら細かくほぐす。ルッコラは3～4cm長さに切る。

2 ボウルに蒸し鶏と粒マスタードを入れてよく味をなじませる。にんじんとルッコラを加え、全体に混ぜ合わせる。

長いもの甘酢あえ

アンチエイジングに欠かせない脾と腎の「気」を補います
腎を養って滋養強壮を促すほか
食欲不振や消化を助け、皮膚の粘膜も守ります

材料（作りやすい分量）

長いも　15cm×２本（400ｇ前後）
菊花（＊1）　２～３輪
A
- 酢（＊2）、だし汁　各１カップ
- 塩　大さじ１
- はちみつまたはみりん　大さじ２

作りかた

1 長いもは皮をむいて酢水（分量外）にさらす。菊花は熱湯でさっとゆでて冷水にとり、さめたら水けをしぼり花びらをがくからはずす。
2 大きめのボウルにAを混ぜ合わせる。①の長いもをスライサーなどで薄切りにして中に入れる。①の菊の花びらもほぐしながら加えて、全体に混ぜ合わせる。

＊1　菊花は紫色のものでもＯＫ。

＊2　酢はキリっとした味わいが好きな人は穀物酢を、酸味がやわらかいのが好みな人は米酢がおすすめ。

長いも

帰経	五味	五性
脾	酸	熱
肺	苦	温
腎	**甘**	**平**
	辛	涼
	鹹	寒

気を補う

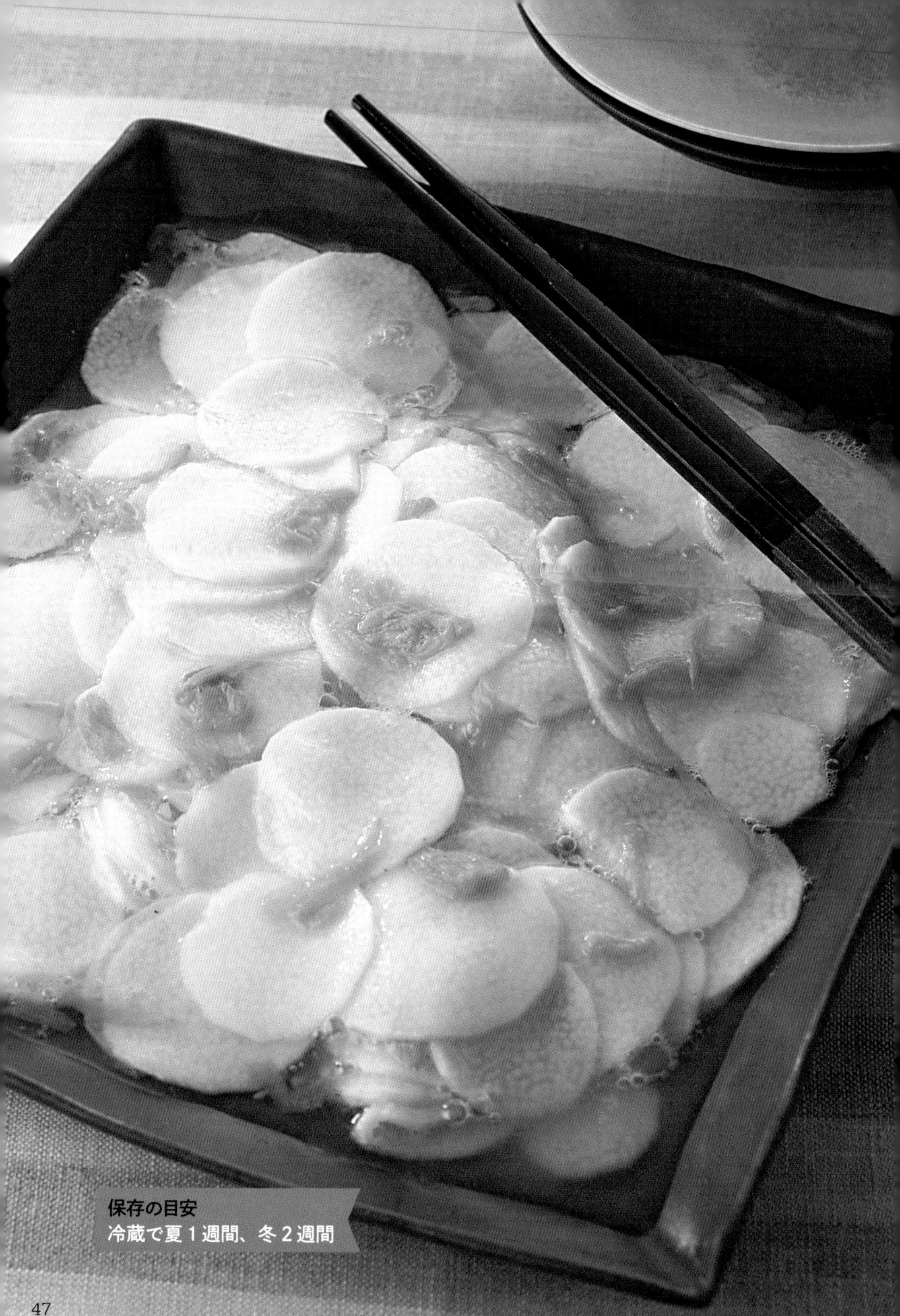

保存の目安
冷蔵で夏1週間、冬2週間

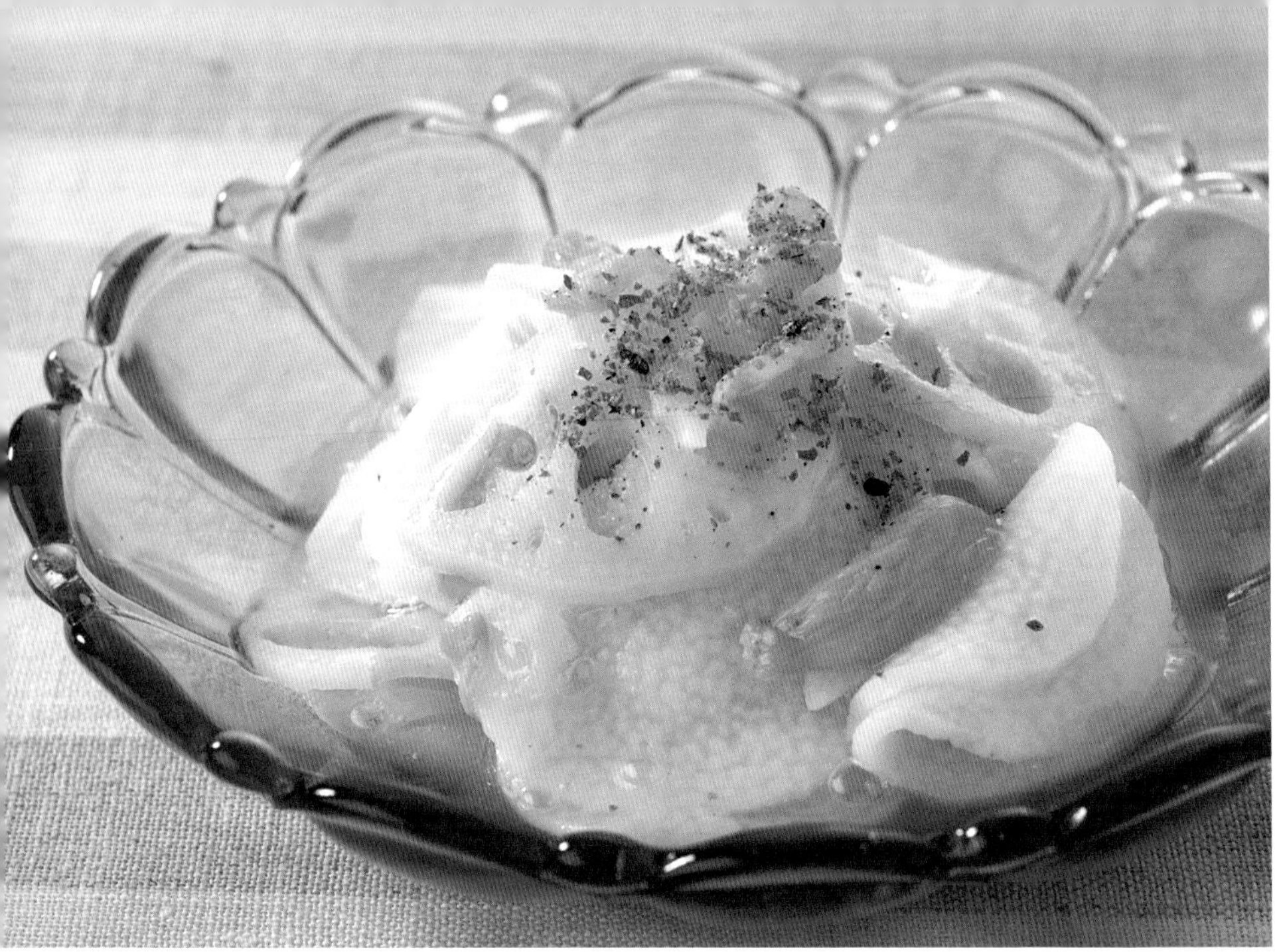

長いもの甘酢あえ(p.46)に +れんこん+七味

体内の余分な熱をとり「血」の巡りを促します

材料（2～3人分）
長いもの甘酢あえ　150g
れんこん　130g
七味　適量

作りかた
1 れんこんはスライサーなどで極薄切りにし、熱湯でさっとゆでてザルにあげてさます。
2 ボウルに長いもを入れて、①のれんこんを加えて混ぜ合わせ、七味をふる。

ほてり
のぼせ
改善

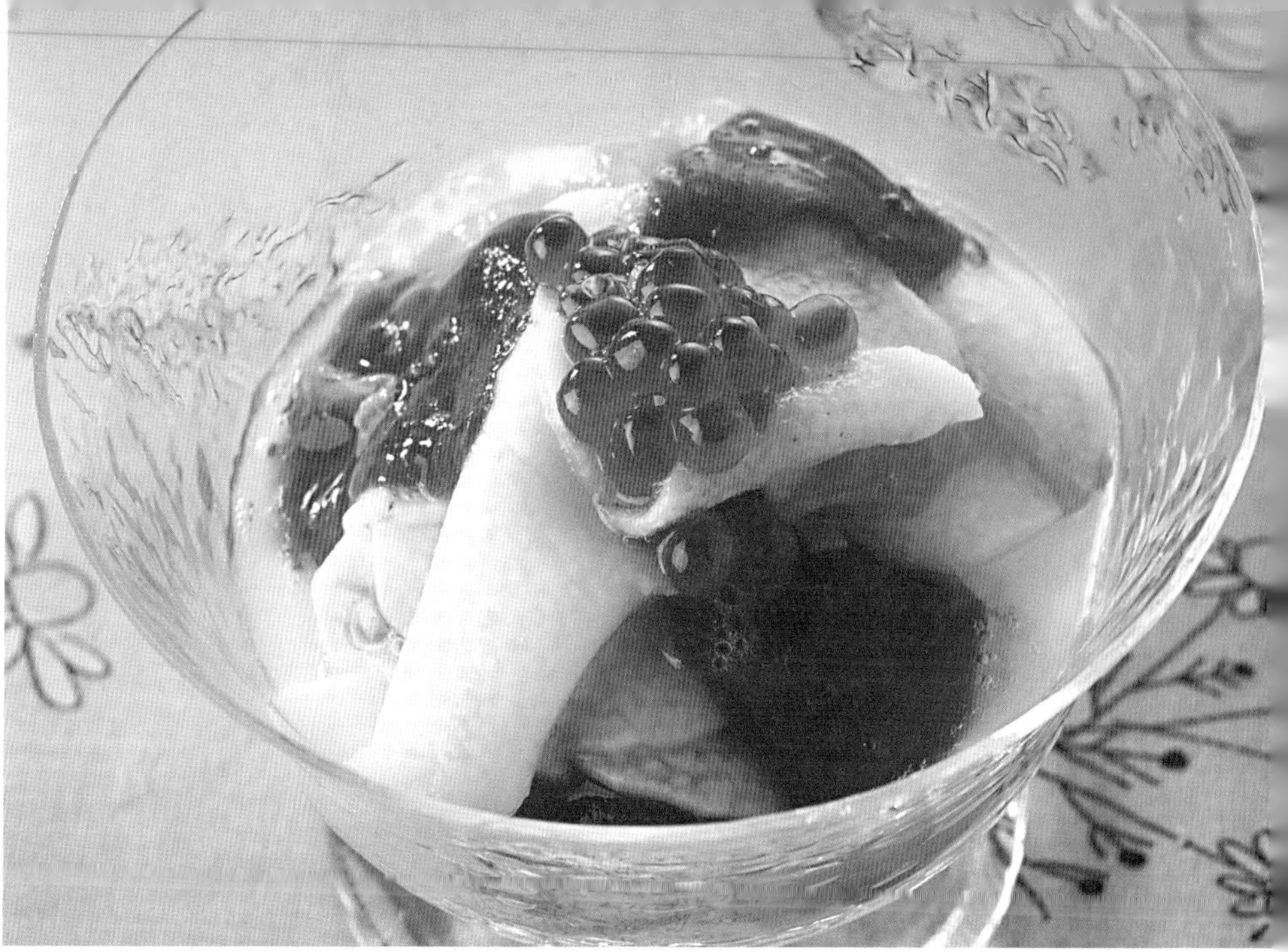

長いもの甘酢あえ（p.46）に＋スモークサーモン＋いくら

脾と胃の働きを助けて
免疫力、抗加齢力を高めます

アンチエイジング

材料（2～3人分）
長いもの甘酢あえ　200g
スモークサーモン　3～4枚
塩いくら　大さじ1

作りかた

1 スモークサーモンは2cm 長さに切り、いくらと合わせて酒小さじ1（分量外）をふる。
2 ボールに長いもと①のスモークサーモンをバラバラにしながら入れて混ぜ合わせる。器に盛り、①のいくらを添える。

黒きくらげのねぎみそあえ

薬膳では、黒い色は腎を養う抗老化食材として
昔から重宝されている黒きくらげ
「血」をきれいにして、免疫力を高めてくれます

材料（作りやすい分量）

黒きくらげ(乾燥)　20ｇ
長ねぎ　1/3本
A［みそ、酒、みりん　各大さじ1 1/2
白すりごま　大さじ1
ごま油　大さじ1 1/2

作りかた

1 黒きくらげは水で戻す（*）。食べやすくちぎって鍋に入れ、たっぷりの水を加えて火にかける。沸騰したら火を弱め、1～2分ゆでてザルにあげる。水けをしっかりとる。長ねぎはみじん切りにする。
2 大きめのボウルにAを入れてよく混ぜる。①の長ねぎとごま油を加えてさらに混ぜる。
3 ①のきくらげを②のボウルに入れて全体に混ぜ合わせる。

＊　黒きくらげの戻しかた：流水でよく洗い、たっぷりの新しい水の中で1時間つけて戻す。水を数回変えて押し洗いしたあとザルにあげる。最近は、国産の生きくらげも出回っているので、そちらを利用しても。必ずさっとゆでること。

黒きくらげ

帰経	五味	五性
肺	酸	熱
胃	苦	温
大腸	**甘**	**平**
	辛	涼
	鹹	寒

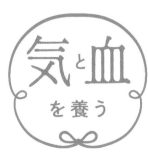

気と血を養う

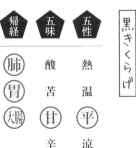

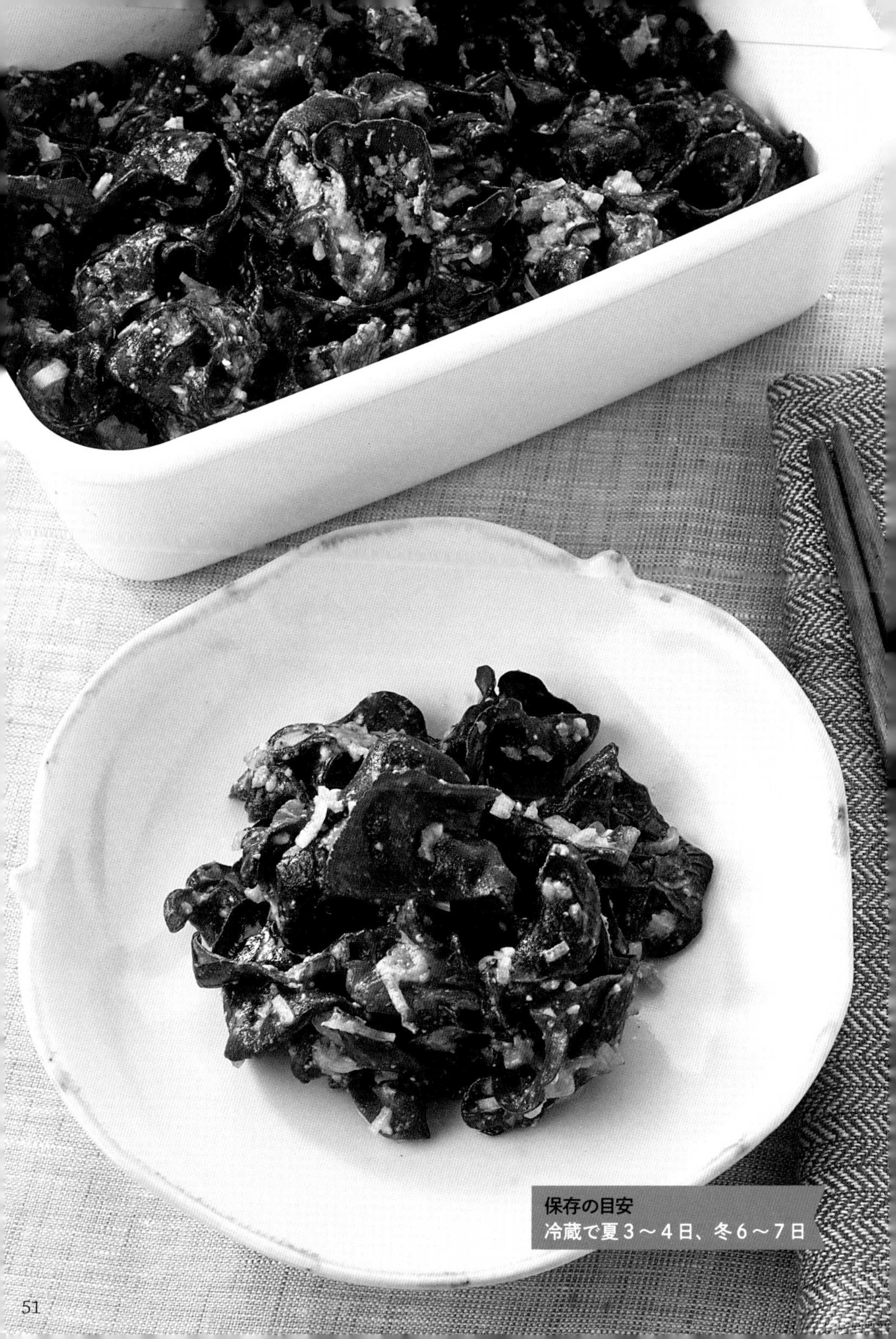

保存の目安
冷蔵で夏3～4日、冬6～7日

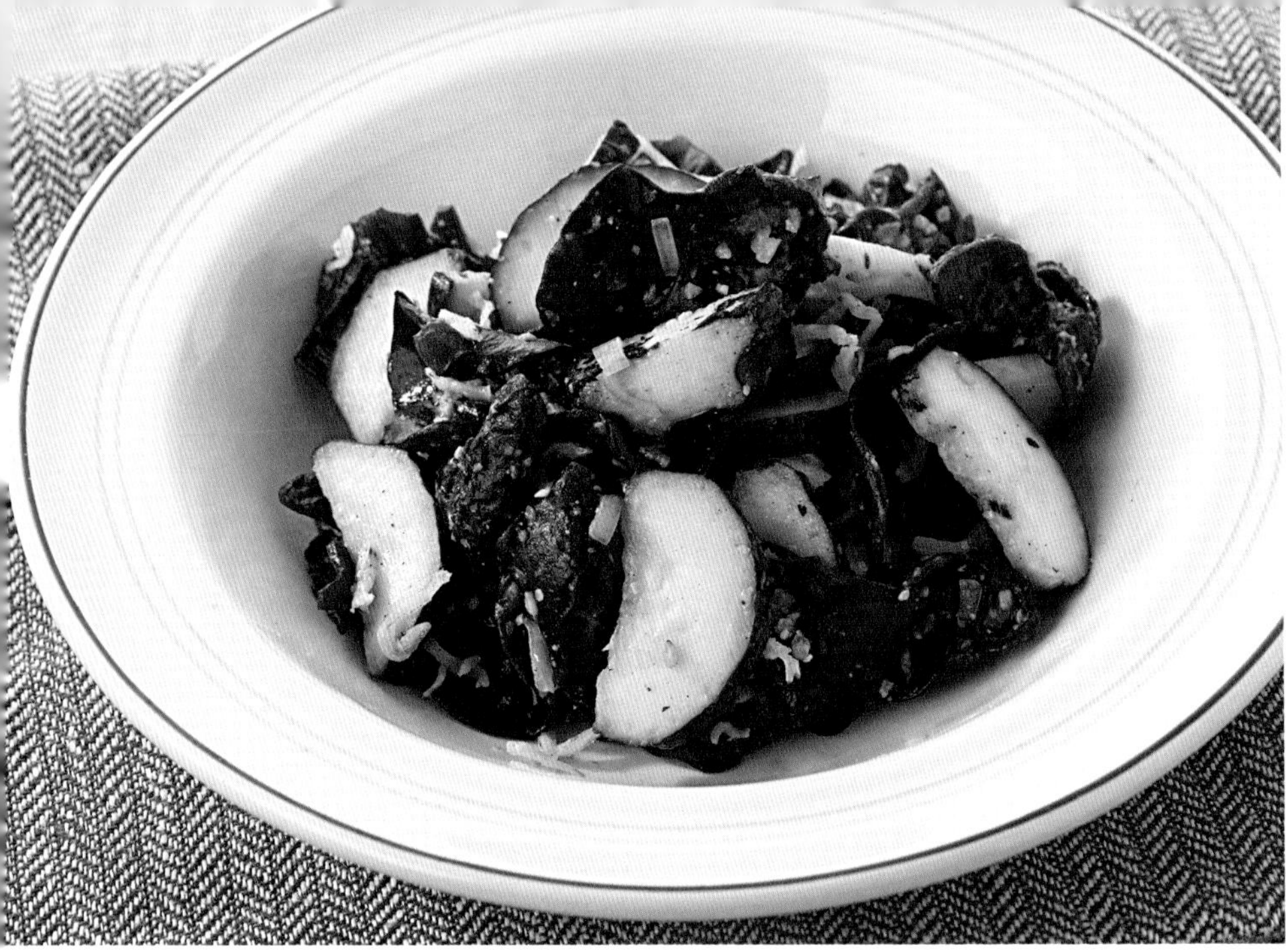

黒きくらげのねぎみそあえ（p.50）に＋ズッキーニ＋じゃこ

ズッキーニで身体の熱をとり
じゃこのカルシウムで気分を穏やかに

イライラ改善

材料（2～3人分）
黒きくらげのねぎみそあえ　50g
ズッキーニ　½本
ちりめんじゃこ　大さじ½
酒　大さじ1

作りかた
1 ズッキーニは縦半分に切る。フライパンかグリルで両面に焼き目をつけてから5mm厚さに切る。ちりめんじゃこは酒をふって、ラップをかけて電子レンジで10秒ほど加熱する。
2 ボウルに黒きくらげを入れ、①のズッキーニ、じゃこを汁ごと加えて全体によく混ぜ合わせる。

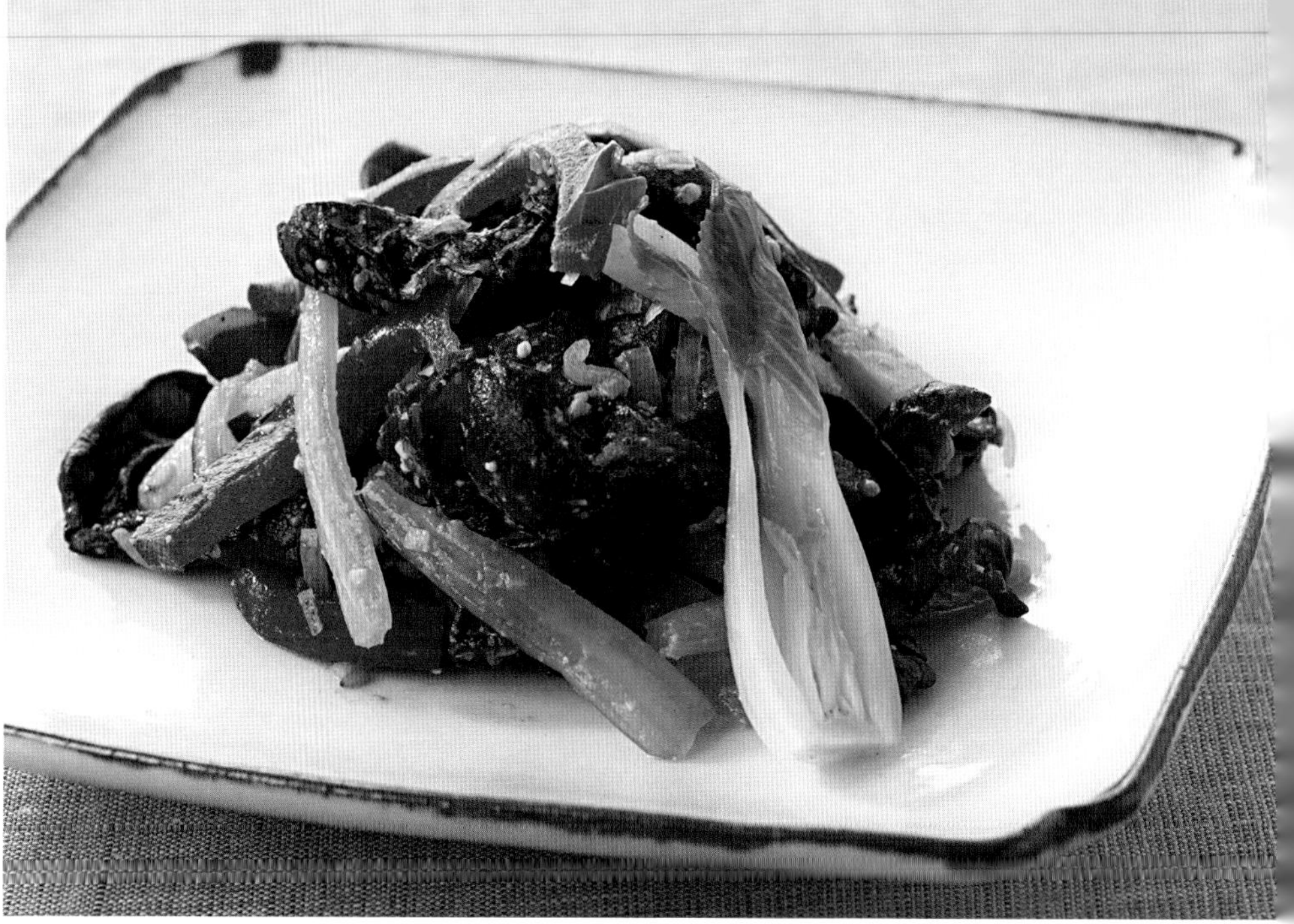

美肌効果

黒きくらげのねぎみそあえ（p.50）に ＋チンゲン菜＋赤パプリカ

チンゲン菜で「血」の巡りを促し
パプリカで皮膚を潤します

材料（2～3人分）
黒きくらげのねぎみそあえ　50g
チンゲン菜　1株
赤パプリカ　½個

作りかた
1 チンゲン菜とパプリカは熱湯でさっとゆでる。チンゲン菜は葉と軸に分けて3～4cm長さの細切りに、パプリカは縦半分に切って横に薄切りにする。
2 ボウルに黒きくらげを入れ、①のチンゲン菜、パプリカを加えて全体によく混ぜ合わせる。

黒きくらげのねぎみそあえ（p.50）に ＋豚しゃぶ＋パクチー

豚肉は「陰」を養ってくれるので、「陰」が足りなくなる更年期や睡眠不足の人、疲れたときなどに最適

パクチーは解毒効果の高い食材です

貧血改善

疲労回復

老廃物排出

材料（2～3人分）

黒きくらげのねぎみそあえ　100ｇ
豚ももしゃぶしゃぶ用　100ｇ
パクチー　2株
ナンプラー　小さじ1

作りかた

1 豚肉は酒大さじ1（分量外）をふり、なじませておく。さっとゆでて火を通し、食べやすく切る。パクチーは3cm長さに切る。

2 ボウルに①の豚肉を汁けをきって入れ、ナンプラーであえる。黒きくらげとパクチーを順に加えて、その都度よく混ぜ合わせる。

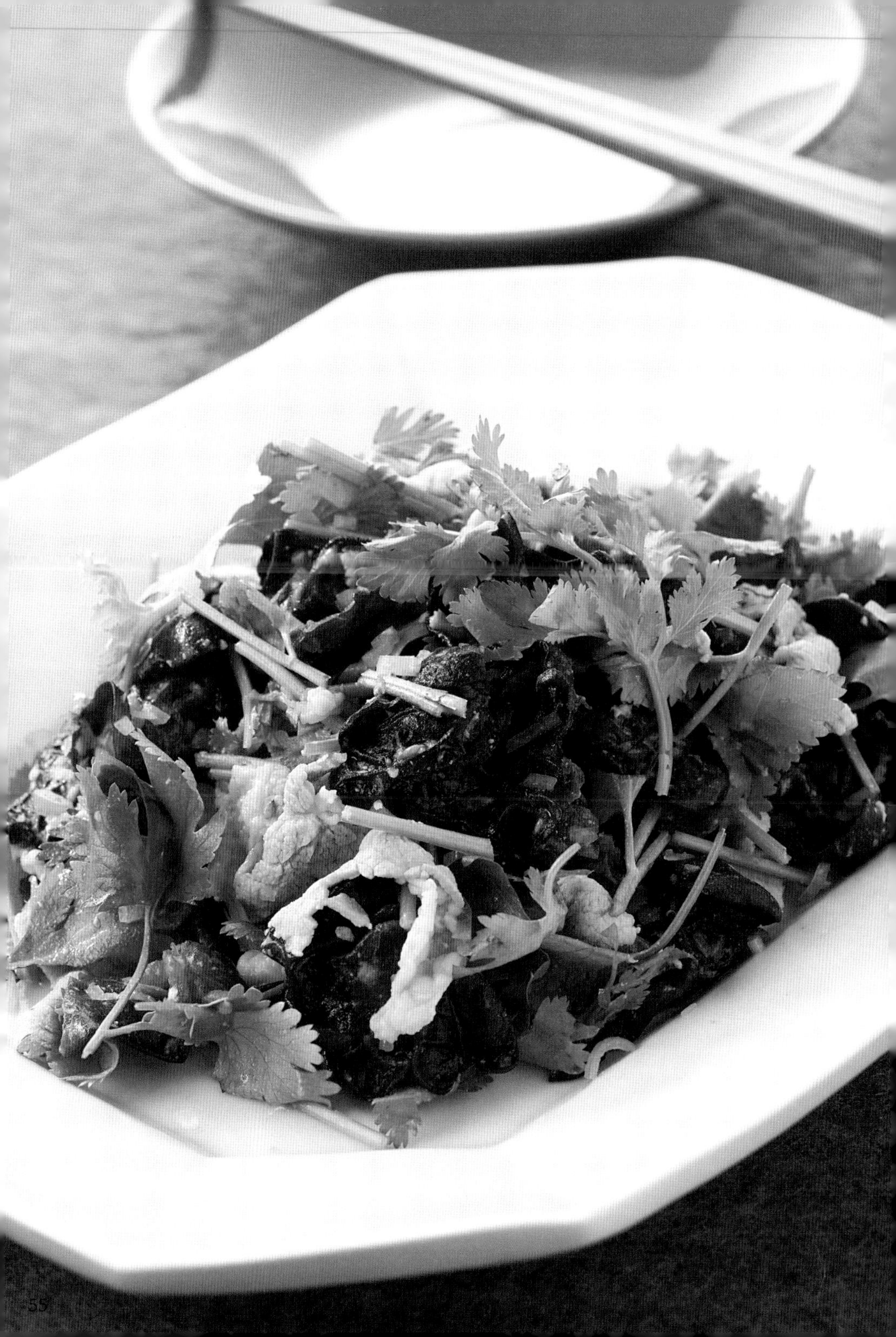

大根のベトナム風なます

生の大根は熱をとり、のぼった気をおろして
消化を助けてくれる力があります
甘酢と柚子の香りが「気」を巡らせて、晴れやかな気分に

材料（作りやすい分量）

大根　小1本（800g相当）
にんじん　$\frac{1}{2}$本
三つ葉　1束
柚子の皮　$\frac{1}{2}$個分
塩　大さじ2
A［酢（*）　大さじ4
　 粗糖　大さじ1

作りかた

1 大根とにんじんは5cm長さ×7mm幅の細切りにする。大きめのボウルに入れて塩を加え、よく混ぜ合わせて15～20分おく。三つ葉は熱湯でさっとゆでて3cm長さに切る。
2 大きめのボウルにAを入れて粗糖が溶けるまでよく混ぜる。柚子の皮は白い部分を除き、細いせん切りにして水にはなしてアクをとり、水けをとる。
3 ①の野菜をザルにあげ、一つかみずつ両手にはさんでしっかりと水けをきり、②のボウルに加えてその都度よく混ぜる。仕上げに、②のゆずをちらす。

＊　酢はキリっとした味わいが好きな人は穀物酢を、酸味がやわらかいのが好みな人は米酢がおすすめ。

大根

帰経	五味	五性
肺	酸	熱
胃	苦	温
	甘	平
	辛	**涼**
	鹹	寒

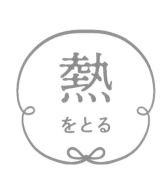

熱をとる

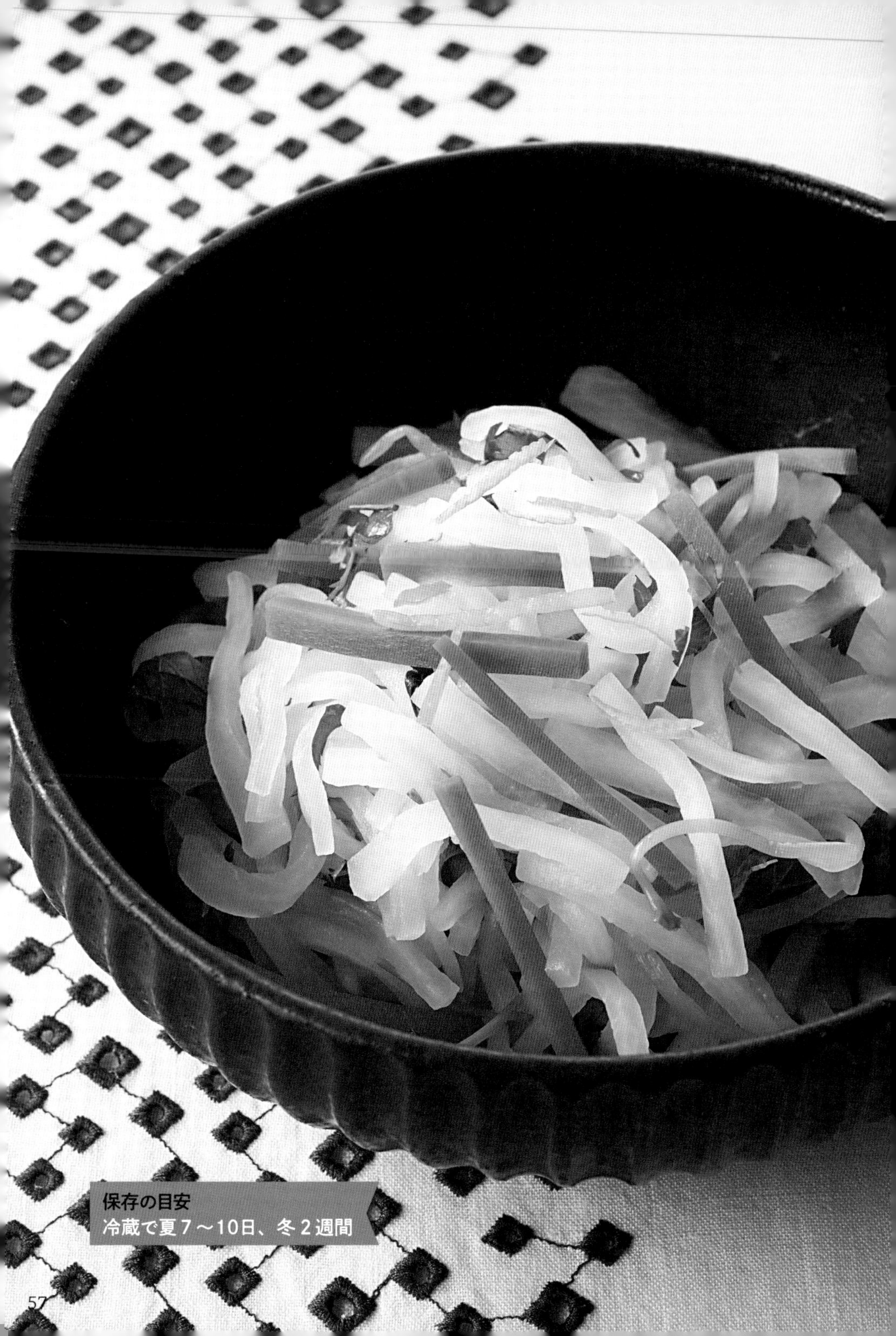

保存の目安
冷蔵で夏７～10日、冬２週間

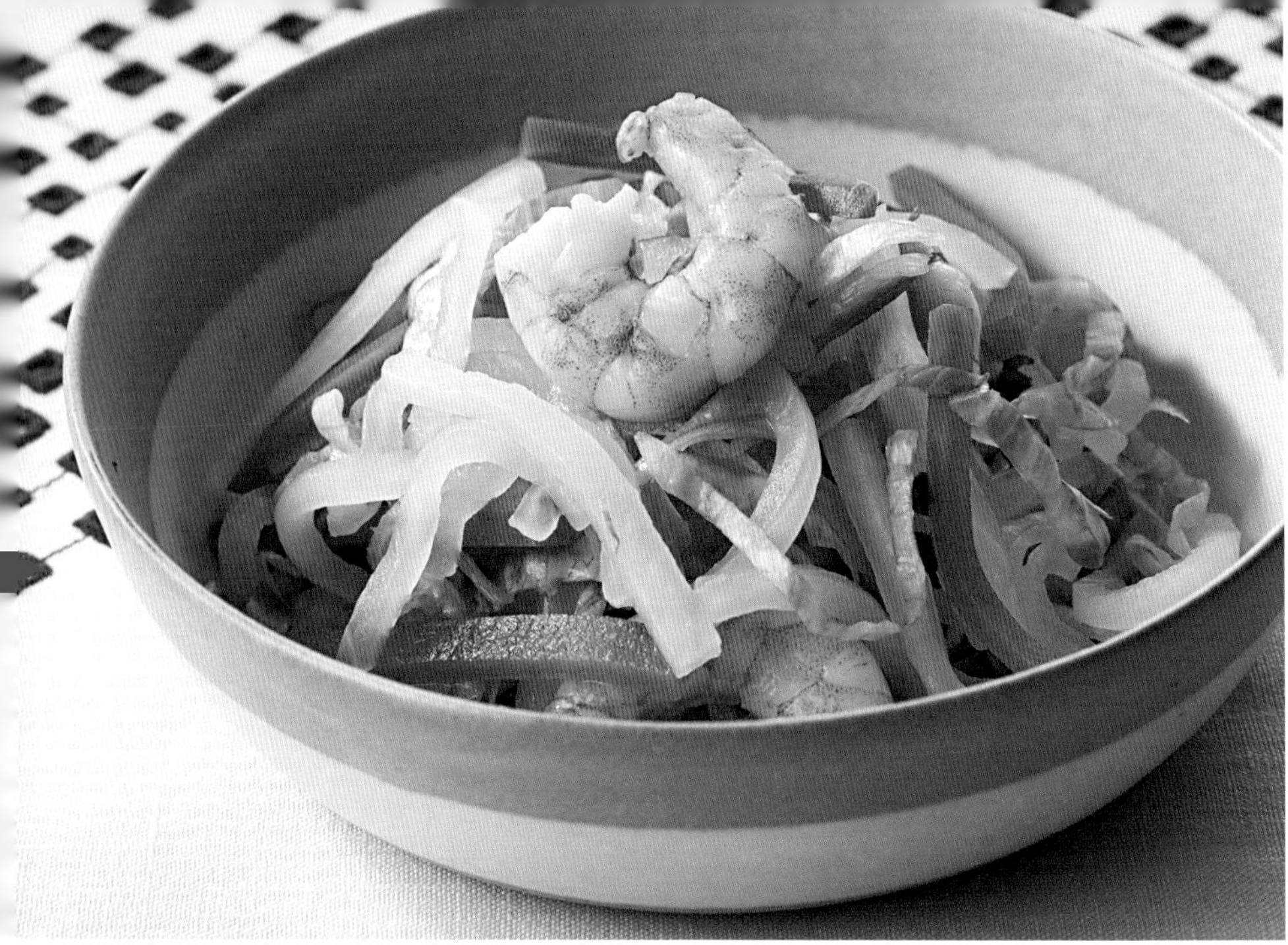

大根のベトナム風なます（p.56）に ＋えび ＋レタス

「陽」を養うえびで涼性の大根とのバランスをとり、脾胃の働きを助けます

消化促進

材料（2～3人分）
大根のベトナム風なます　200ｇ
むきえび（大）　100ｇ
レタス　⅓個（100g相当）
酒　大さじ3
ナンプラー　小さじ½

作りかた

1 えびは小鍋に入れて酒をふり、ふたをして蒸す。えびの色が変わったら鍋をゆすり、20秒ほどしたら火を止めてそのままおく。レタスは太めのせん切りにする。

2 ボウルに①のえびを蒸し汁ごと入れて、ナンプラーを加えてあえる。なますと①のレタスも加えて全体によく混ぜ合わせる。

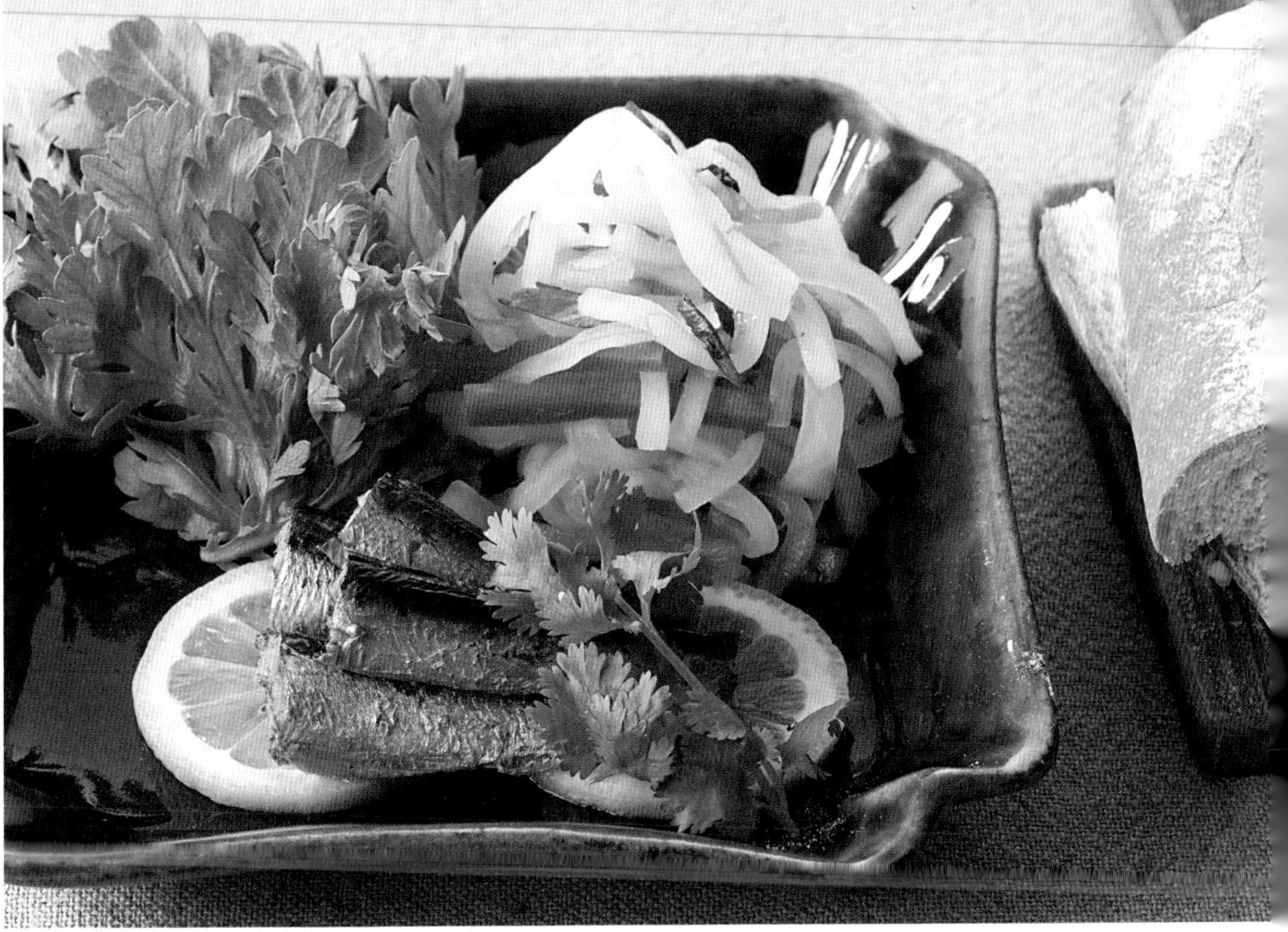

大根のベトナム風なます(p.56)に ＋オイルサーディン ＋春菊

オイルサーディンで「気」と「血」を補い
薬効の高い春菊で解毒を促します

免疫力向上

材料（2人分）

大根のベトナム風なます　40g
オイルサーディン　2尾
春菊の葉　20g
レモンの輪切り　4枚
フランスパン（＊）　適量
A［レモン汁　大さじ2
　 はちみつ　大さじ1
パクチー（あれば）　適量

作りかた

1 なますにAを加えてよく混ぜる。オイルサーディンは縦半分に切る。春菊の葉は食べやすくちぎる。
2 器に①のなますと春菊、オイルサーディンとレモンを盛り合わせ、フランスパンと、あればパクチーを添える。

＊　フランスパンを縦2等分に切り具材をはさむと、ベトナム風サンドイッチ、バインミーとしても楽しめます。

小松菜のごまびたし

アンチエイジングに欠かせない「陰」を養い
「気」を巡らせて、βカロテンが抗酸化作用も高めます
セサミン豊富なごまを加えて、若々しさを保ちます

材料（作りやすい分量）

小松菜（*）　２束
白すりごま　大さじ４
A［だし汁・うす口しょうゆ　各大さじ２
　酒　大さじ１

作りかた

1 小松菜は２～３株ずつに分けて熱湯でさっとゆで、冷水にとってザルにあげる。水けをしっかりとって、３cm長さに切る。
2 大きめのボウルにAとごまを入れてよく混ぜる。
3 ①の小松菜をほぐしながら加えて、全体によく混ぜ合わせる。

＊　小松菜のかわりに、おかひじきやいんげんもおすすめ

小松菜

帰経	五味	五性
大腸	酸	熱
胃	苦	温
肺	**甘**	**平**
	辛	涼
	鹹	寒

陰
を養う

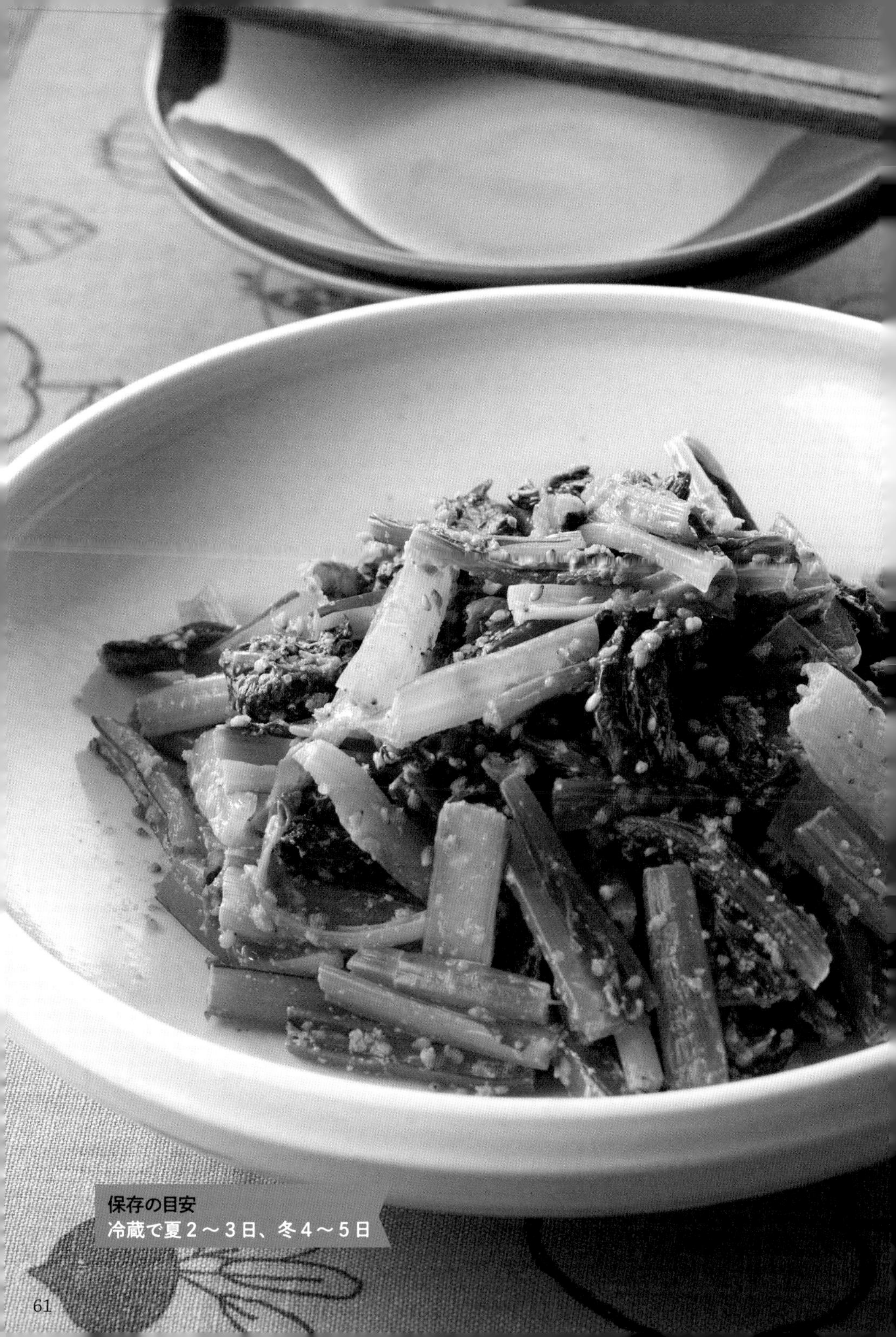

保存の目安
冷蔵で夏2～3日、冬4～5日

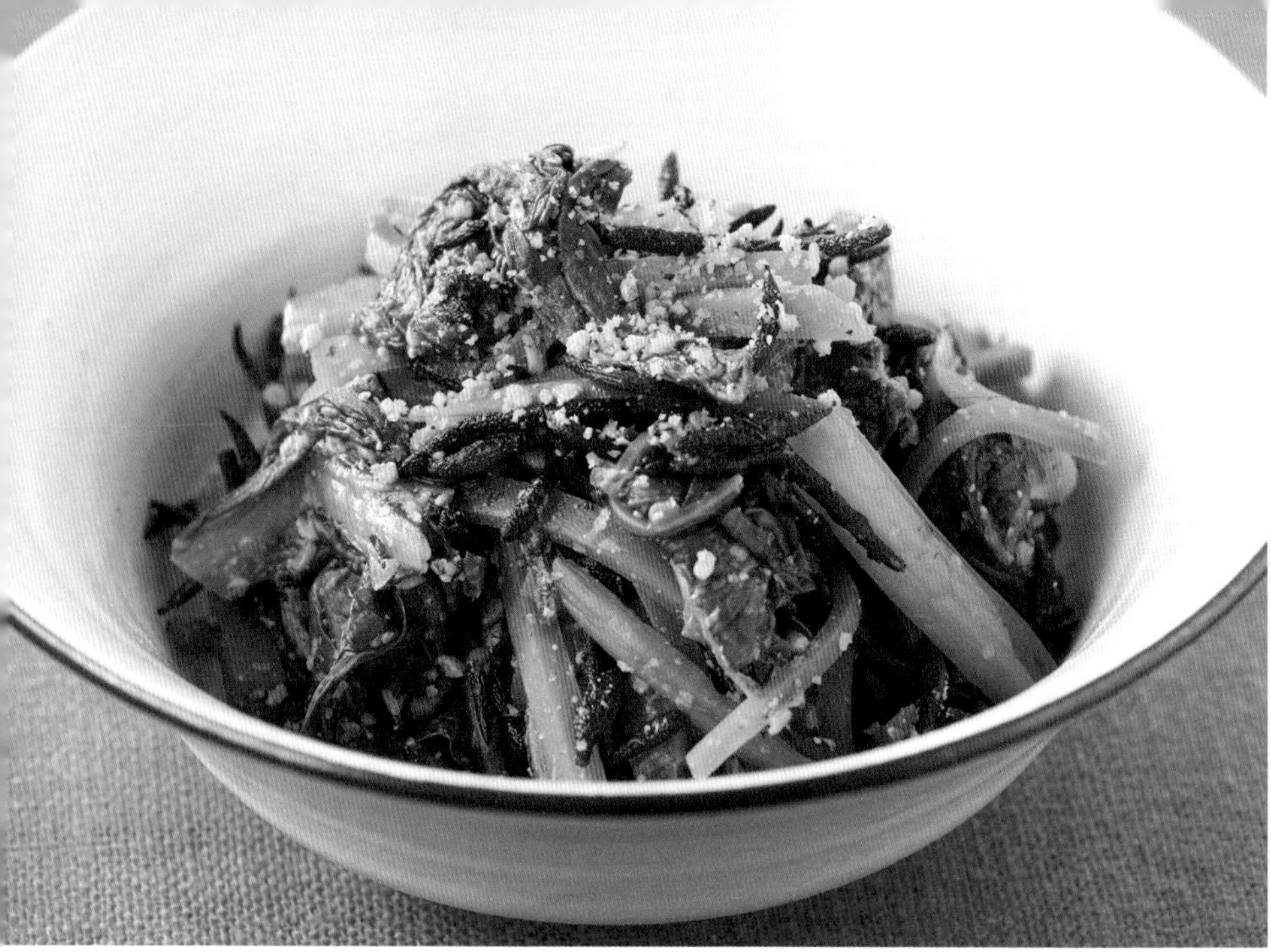

小松菜のごまびたし(p.60)に +にんじん+ひじき

にんじん、ひじきともに「血」を補います
腸内細菌も育てます

貧血・瘀血改善

材料（2～3人分）

小松菜のごまびたし　150g
にんじん　3cm長さ
ひじき　10g
A［だし汁・うす口しょうゆ　各大さじ1
　　酒　大さじ½
塩　少々

作りかた

1 にんじんはせん切りにする。ひじきは表示通り戻して押し洗いする。熱湯ににんじん、ひじきの順に入れてさっとゆでて、ざるにとる。
2 ボウルにAを入れ、①のにんじんとひじきの水けをしっかりとって加え、よく混ぜる。
3 小松菜も加えて全体によく混ぜ合わせる。

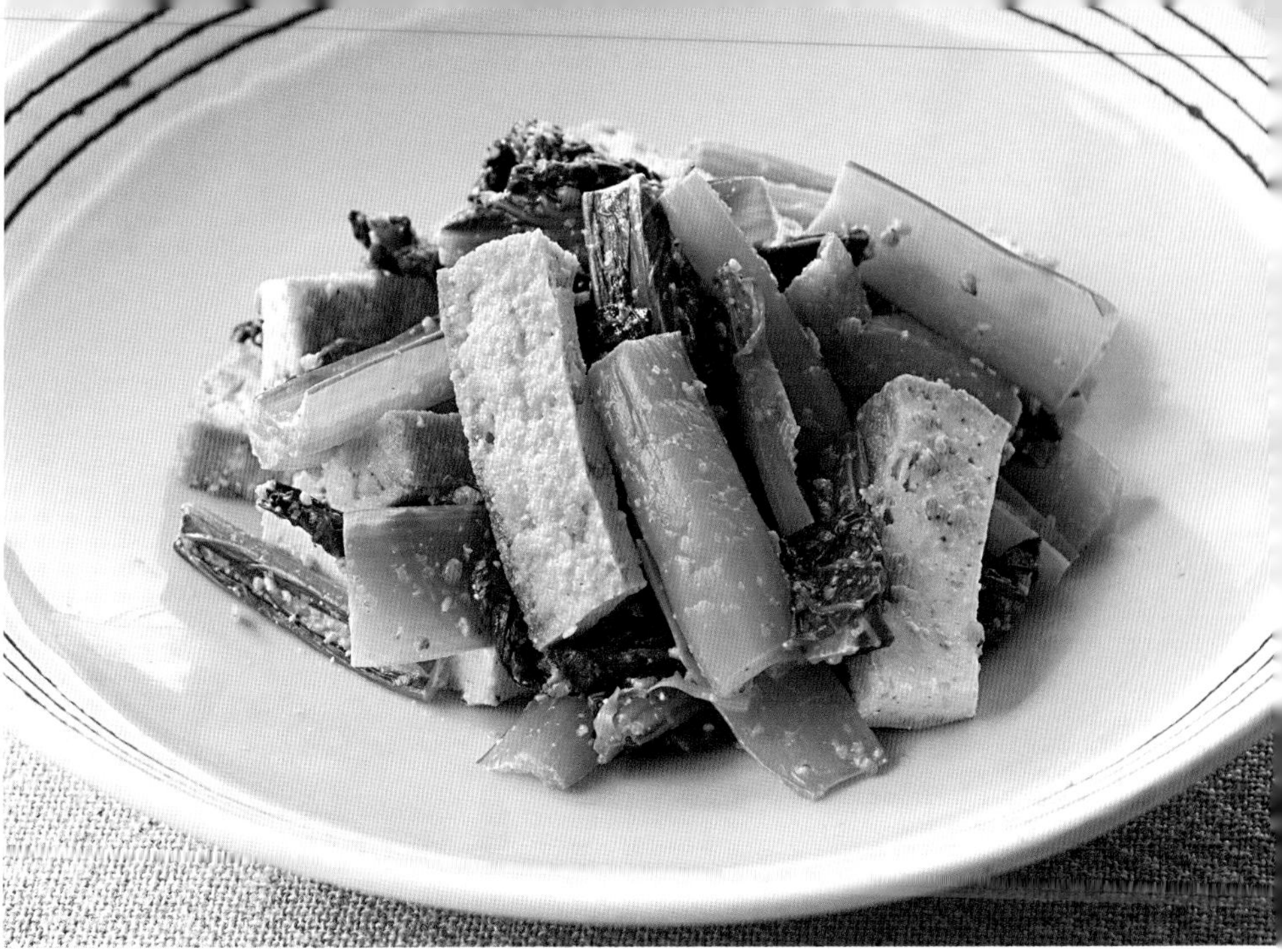

小松菜のごまびたし（p.60）に
＋厚揚げ

小松菜と厚揚げのカルシウムで骨を丈夫に
身体のむくみもとってくれます

骨粗鬆症予防

材料（2～3人分）

小松菜のごまびたし　150g
厚揚げ　1枚
A［酒　大さじ2
　 しょうゆ　大さじ1

作りかた

1 厚揚げは熱湯を回しかけて油抜きをし、半分の厚さに切り、1cm幅の短冊切りにする。
2 フライパンで①の厚揚げをからいりし、火を止めてからAを加えて全体に混ぜる。再び火をかけ、水分がなくなるまで炒める。
3 小松菜を加えて全体によく混ぜ合わせる。

キャベツのハーブオイルあえ

キャベツは脾と胃の働きを補います
ハーブの香りで「気」を巡らせながら
抗酸化力、免疫力も高めます

材料 **（作りやすい分量）**
キャベツ　½玉（400ｇ前後）
ハーブオイル（*）　大さじ４
塩、こしょう　各少々

作りかた
1 キャベツは７～８ｍｍ幅のざく切りにする。
2 大きめのボウルにキャベツを入れ、ハーブオイルを加えてよく混ぜ、全体に味をなじませる。味をみて、塩、こしょうで味を調える。

＊　自家製ハーブオイル
材料 **（250mlの瓶１本分相当）** と作りかた
バジルの葉30枚、タイム２～３枝、ミントの葉20枚、ローズマリー少々を合わせてフードプロセッサーなどで粗みじんに切る。塩小さじ１、オリーブ油50mlと混ぜ合わせる。密封した瓶で冷蔵保存し、２か月間ほどがおいしく食べられる目安。

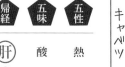

キャベツ

帰経	五味	五性
肝	酸	熱
大腸	苦	温
胃	**甘**	**平**
腎	辛	涼
	鹹	寒

気
を補う

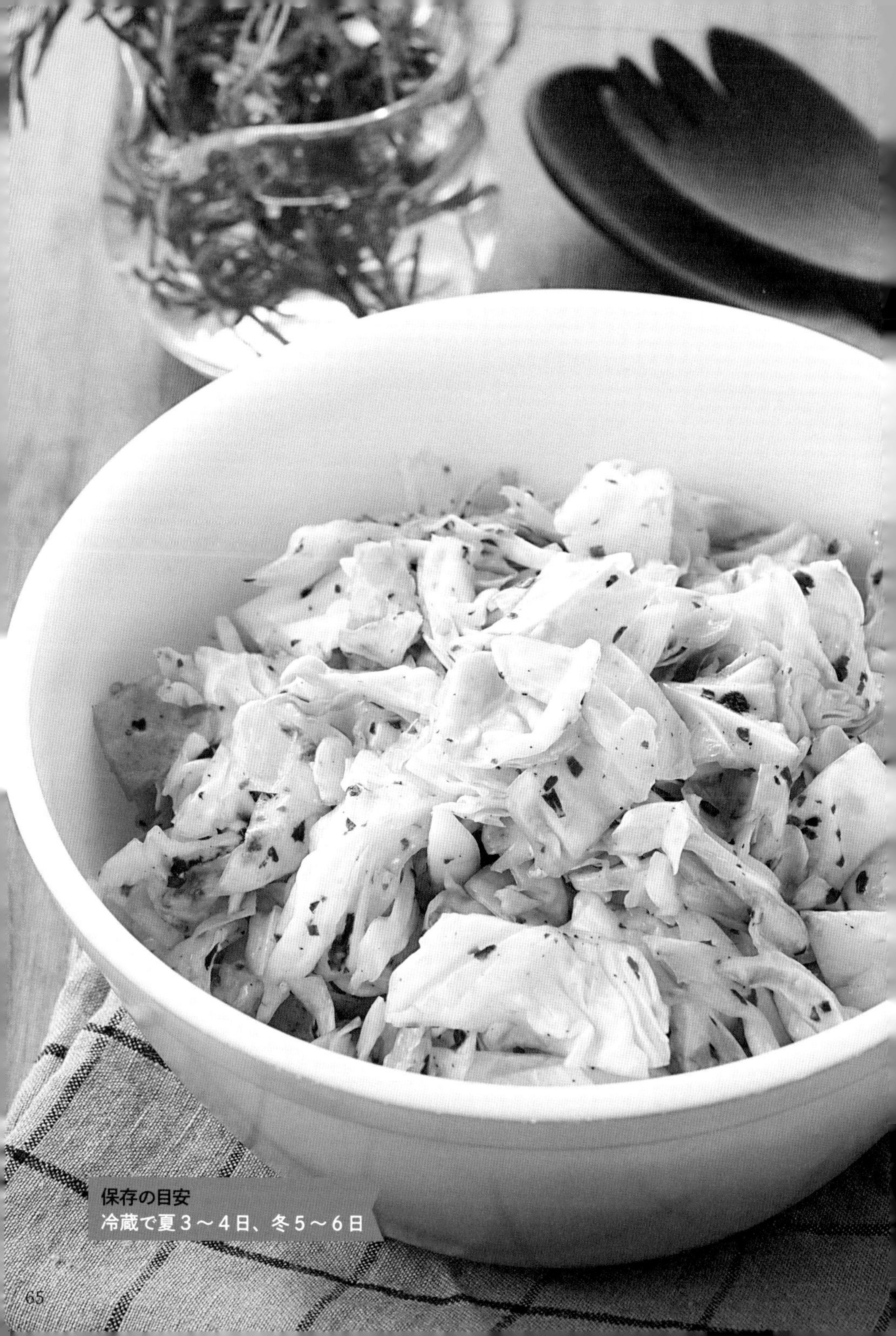

保存の目安
冷蔵で夏3〜4日、冬5〜6日

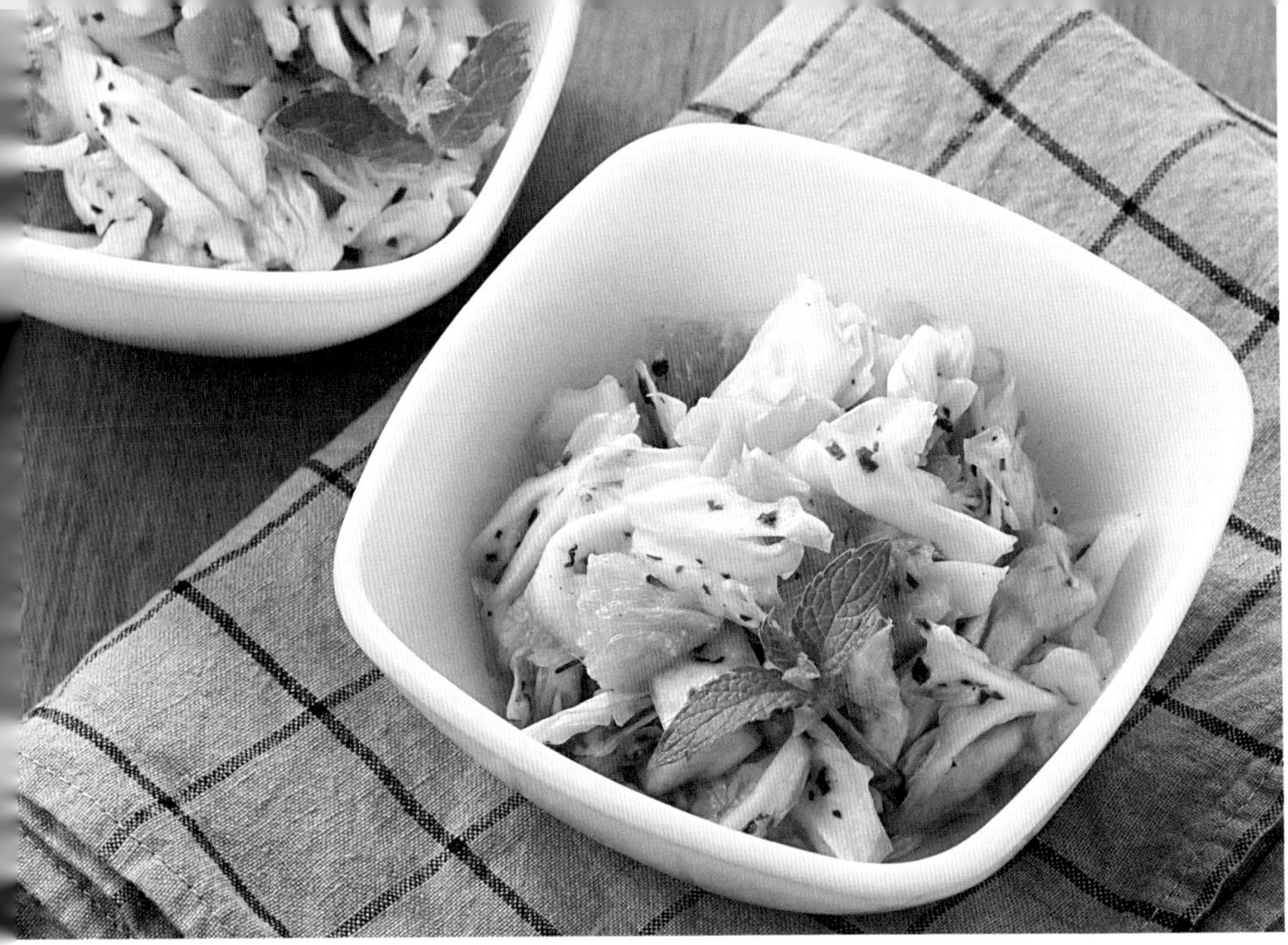

キャベツのハーブオイルあえ（p.64）に
＋オレンジ

オレンジの香りで「気」を落ち着かせ
酸味と甘味で「陰」を養います

イライラ改善

材料（2～3人分）
キャベツのハーブオイルあえ　150g
オレンジ　小1個
ミント（あれば）　少々

作りかた
1 オレンジは6つ割してから5mm厚さに切る。
2 ボウルにキャベツと①のオレンジを入れて軽くあえる。器に盛り、あればミントの葉を飾る。

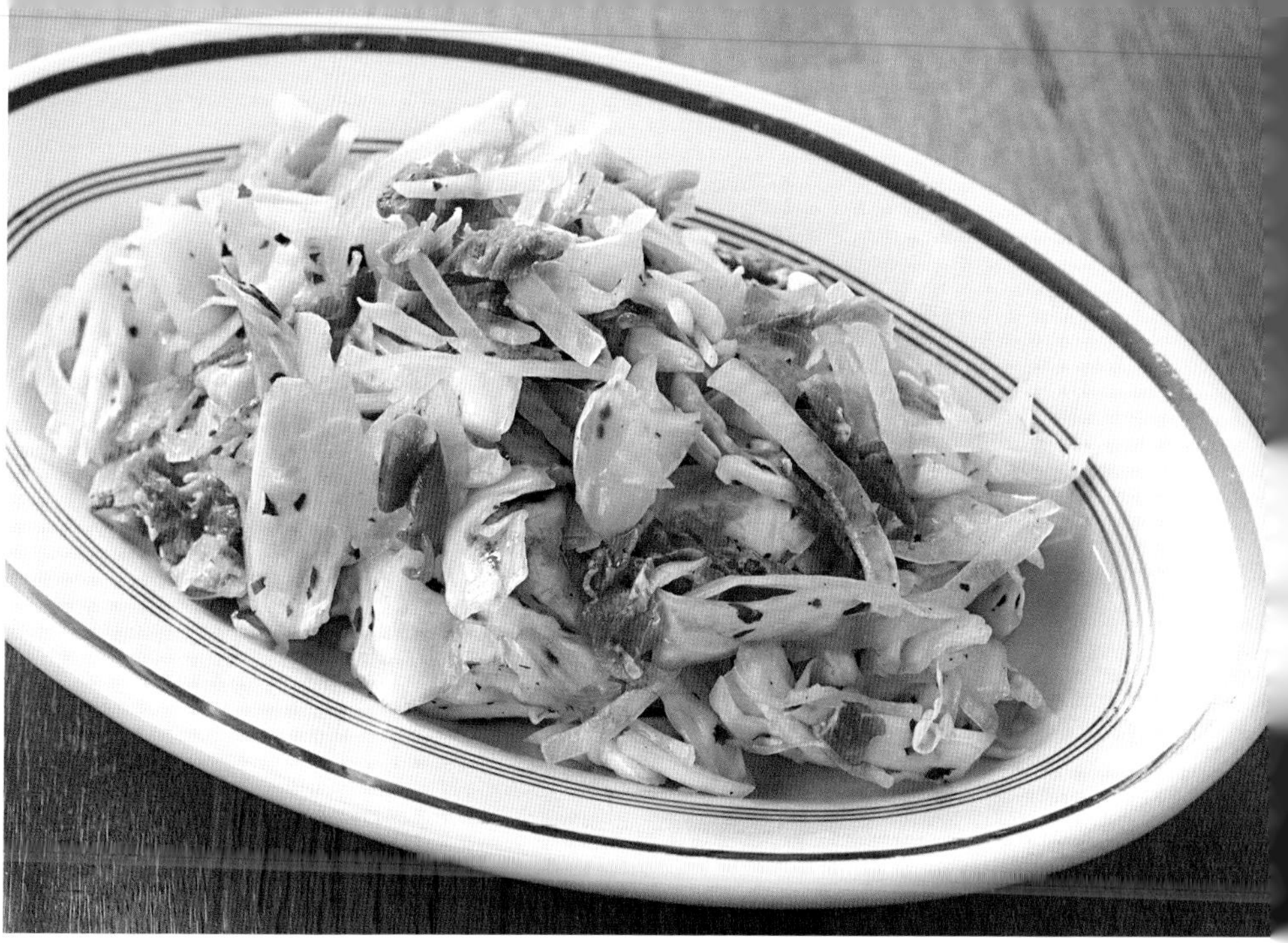

キャベツのハーブオイルあえ（p.64）に
＋生ハム＋玉ねぎ

玉ねぎで「気」と「血」を巡らせ
生ハムで「気」を充実させます

胃痛予防

材料（2～3人分）

キャベツのハーブオイルあえ　150g
生ハム　2枚
玉ねぎ　¼個
レモン汁　大さじ½

作りかた

1 玉ねぎは横に薄切りにして水にさらす。生ハムは1cm幅に切る。

2 ボウルに水けをきった①の玉ねぎ、生ハム、レモン汁を入れて混ぜる。キャベツを加えてよく混ぜ合わせる。

白いんげん豆のサラダ

日本は多湿の国。湿に弱い脾の働きの低下で水（津液）のさばきが悪くなります
白いんげん豆は、脾の働きを改善していらない湿を排出してくれます

材料（作りやすい分量）

白いんげん豆の水煮　2パック（460g相当）
玉ねぎ　½個
イタリアンパセリのみじん切り　大さじ1
にんにくのみじん切り　小さじ2
オリーブ油　大さじ1
A
- レモン汁大さじ1
- 塩小さじ½
- 黒こしょう少々
- オリーブ油大さじ1

エンダイブ（あれば）　適量

作りかた

1 白いんげん豆の汁けをきる。玉ねぎはみじん切りにする。にんにくはオリーブ油と混ぜておく。
2 ボウルに①の玉ねぎとにんにくを入れ、Aを加えてよく混ぜる。①の白いんげん豆を加えて全体によく混ぜ合わせる。
3 仕上げにパセリを加えてあえる。仕上げに、あればエンダイブなどを盛り合わせる。

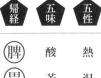

白いんげん豆

帰経	五味	五性
脾（○）	酸	熱
胃（○）	苦	温
	甘（○）	**平**（○）
	辛	涼
	鹹	寒

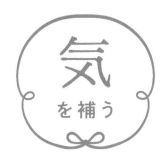

気を補う

保存の目安
冷蔵で夏２～３日、冬３～４日

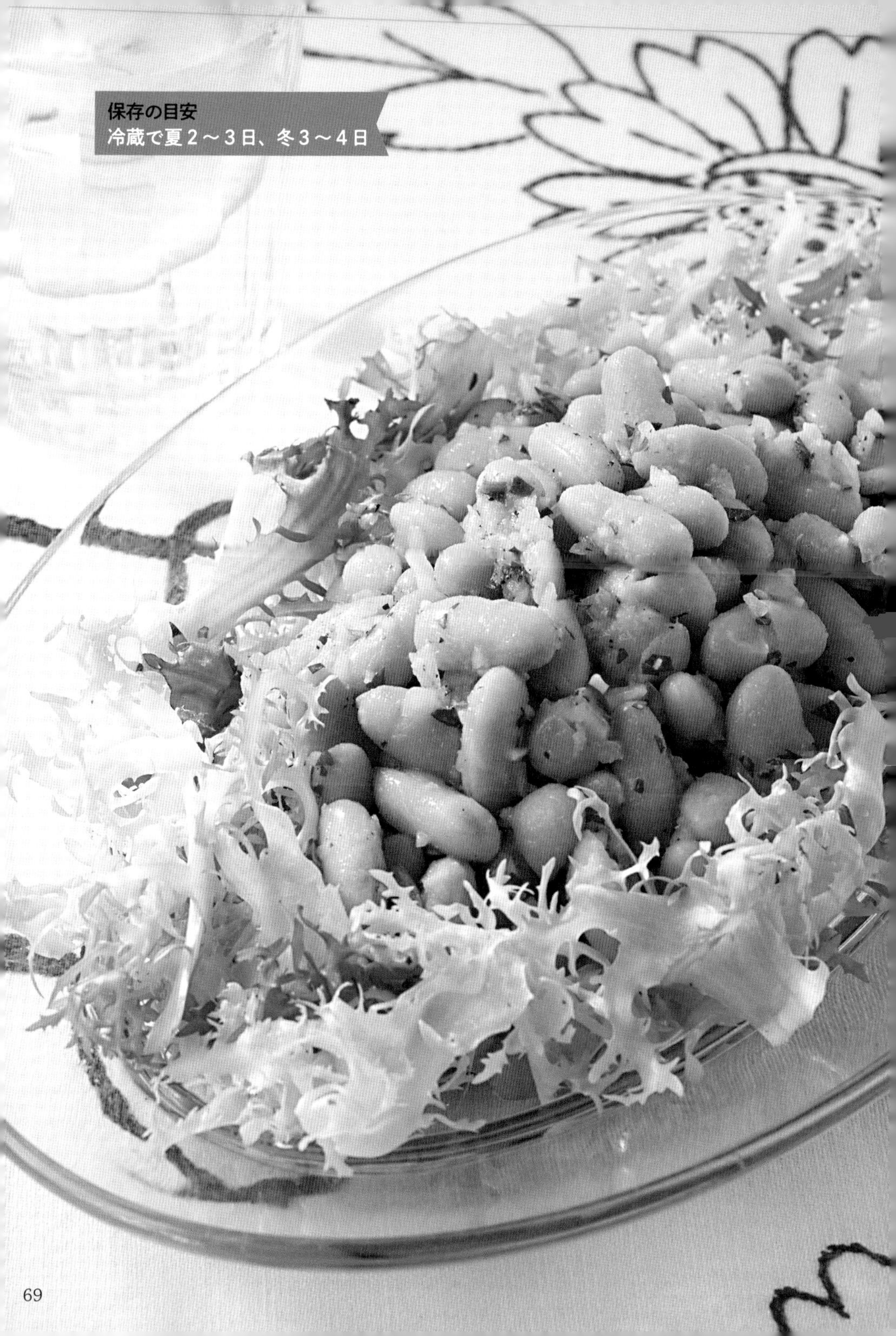

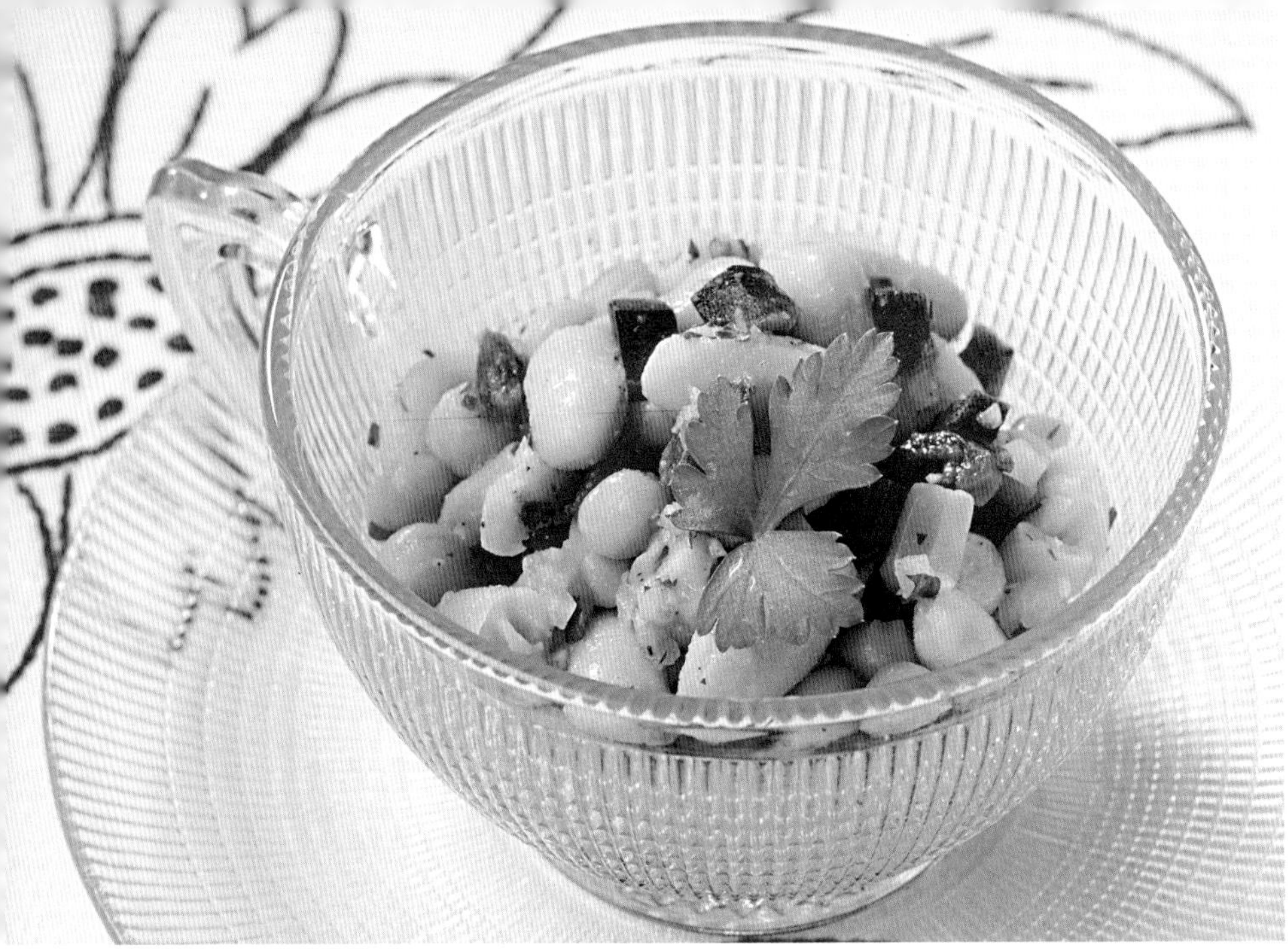

白いんげん豆のサラダ（p.68）に ＋赤ピーマン ＋アンチョビ ＋コーン

「気」を巡らせる赤ピーマンに
コーンの利尿作用で、たまった湿を追い出します

むくみ改善

材料（2～3人分）
白いんげん豆のサラダ　150g
赤ピーマン　½個
アンチョビフィレ（*）　2切れ
粒コーン　70g
イタリアンパセリの葉（あれば）　少々

作りかた
1 ピーマンは5mm角に切る。アンチョビは粗みじんに切る。コーンは熱湯をかけて水けをきる。
2 ボウルに①の具材と白いんげん豆を入れて、全体によく混ぜ合わせる。仕上げに、あればイタリアンパセリの葉を添える。

* アンチョビの塩分、油分が気になる場合は、身を薄い塩水にひたしたあと、酒小さじ1（分量外）を加えると良い。

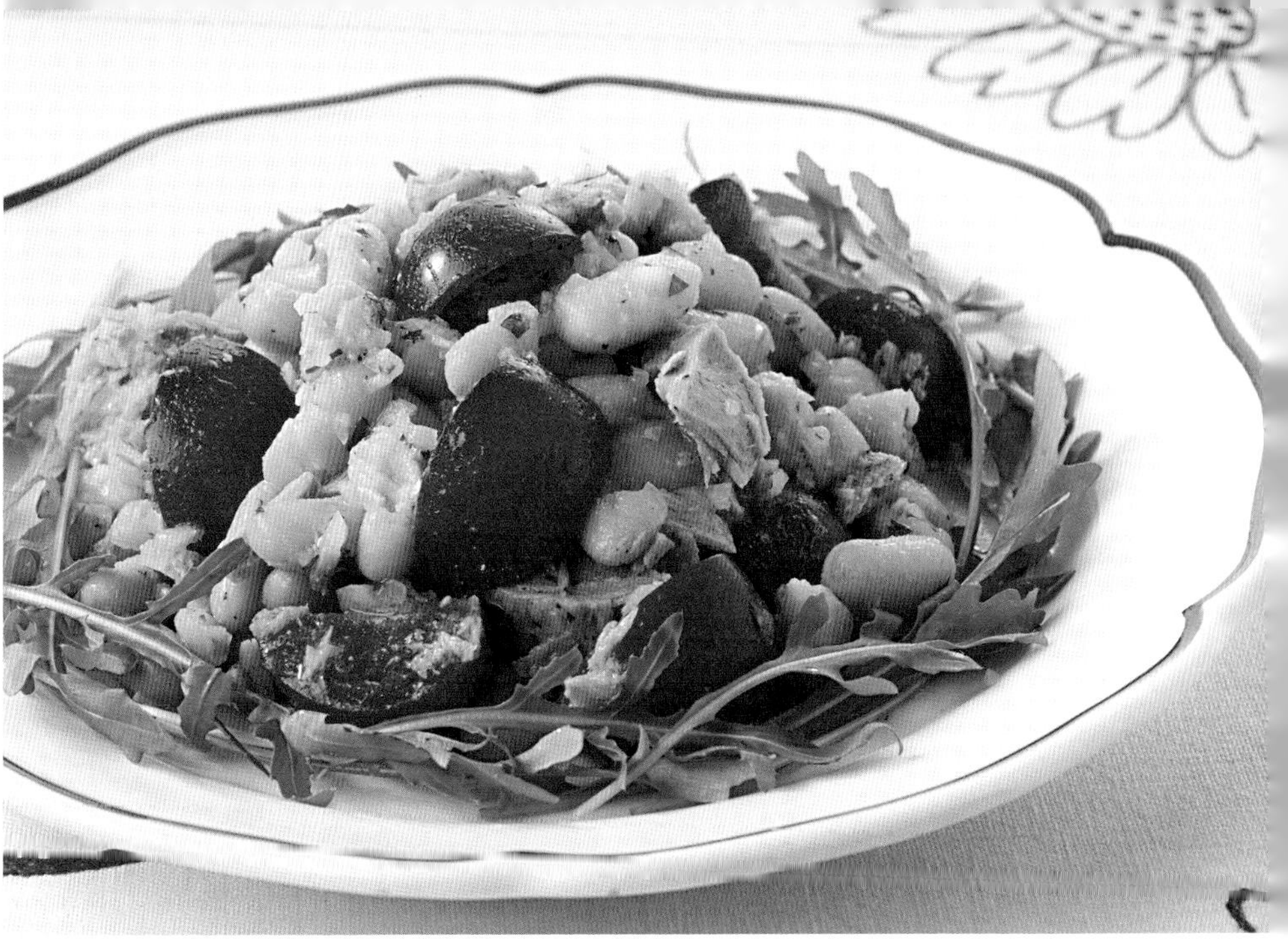

白いんげん豆のサラダ（p.68）に ＋ツナ＋ミニトマト

「気」と「血」を補ってくれます
脾や胃が弱くて疲れやすい人に

疲労回復

材料（2～3人分）

白いんげん豆のサラダ　150ｇ
ツナ缶　小１缶
ミニトマト　５個
Ａ［レモン汁　大さじ１
　　黒こしょう　少々
ルッコラセルバチコ（あれば）　適量

作りかた

1 ツナは汁けをきる。トマトは縦４つ割にする。
2 ボウルに①のツナを入れ、Ａを加えてなじませる。白いんげん豆を加えてよく混ぜ合わせたら、①のトマトを加えて軽くあえる。
3 仕上げに、あればルッコラセルバチコを添える。

白いんげん豆のサラダ（p.68）に
＋たこ＋セロリ

たこには、「気」と「血」を養って気力を生み出す力が
セロリには、のぼった「気」をおろして
血圧を安定させる作用があります

疲労回復

イライラ改善

高血圧予防

材料（2～3人分）

白いんげん豆のサラダ　150g
刺身用ゆでたこ　80g
セロリの茎（細い部分）　10cm
セロリの葉　1枝分
A［レモン汁　大さじ1
　 オリーブ油　大さじ½
サニーレタス（あれば）　適量

作りかた

1 たこは7～8mm角にし、酒大さじ½（分量外）をふってからAであえる。セロリは茎を薄切り、葉をせん切りにする。
2 ボウルに①のたことセロリ、白いんげん豆を入れて全体によく混ぜ合わせる。
3 仕上げに、あればサニーレタスを添える。

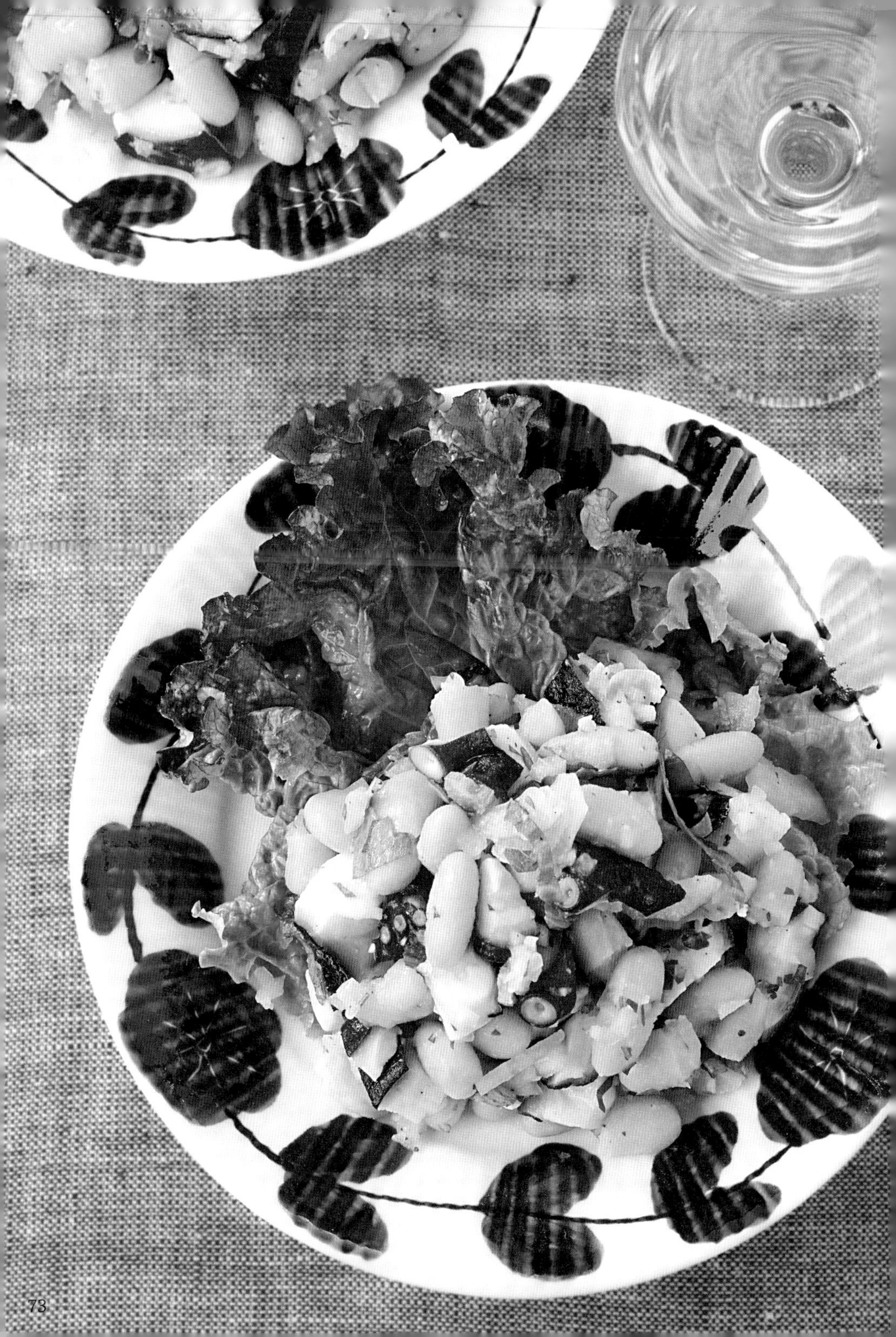

身体を癒す　薬膳ドレッシング

一章で紹介している常備菜のサラダにはもちろん
いわゆるグリーンサラダにも合う万能ドレッシングです
二章で紹介している季節のサラダには
薬膳の考えに沿って、こんな食材を加えるのもおすすめです

基本のドレッシング

材料（作りやすい分量）

オリーブオイル150ml、白ワイン大さじ2、レモン汁大さじ3、塩小さじ2、こしょう適量を順に加えて、その都度よく混ぜ合わせる

密閉した瓶に冷蔵保存で2か月間ほど保存可能

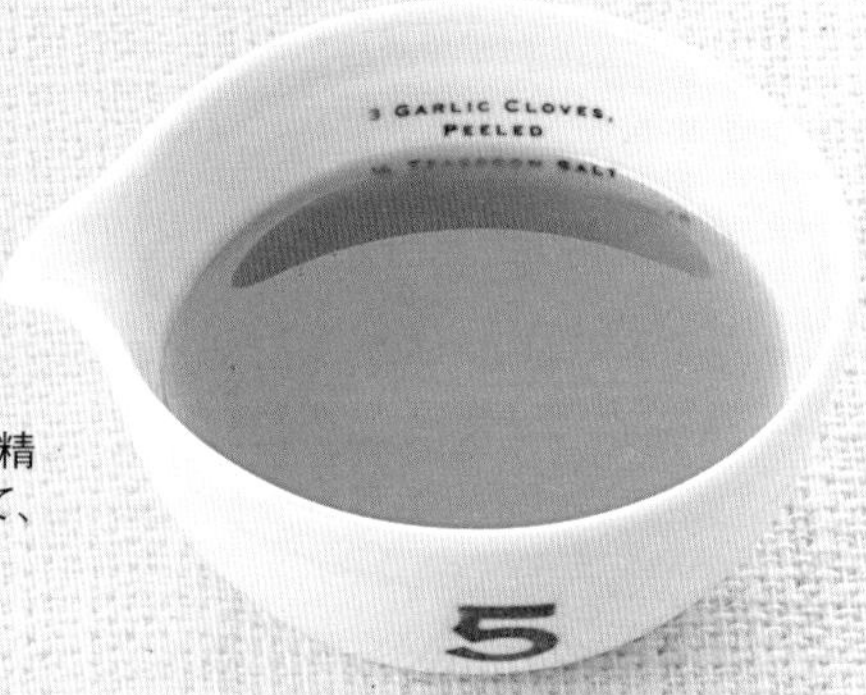

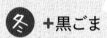

冬 ＋黒ごま

冷えに負けないよう、精のつく黒ごまをすって、消化吸収を促します

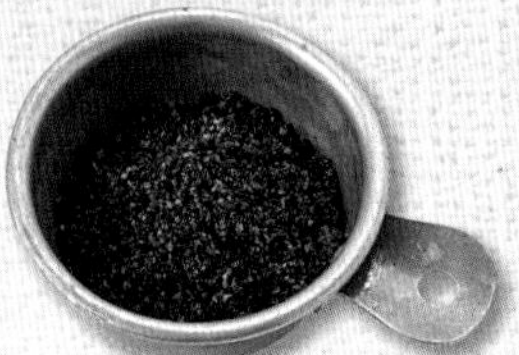

春 ＋おろし玉ねぎ

玉ねぎの辛味で、冬の間にたまった毒を追い出して、新陳代謝を促します

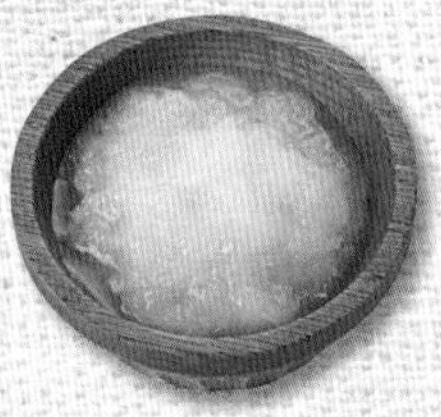

ドレッシングは、
サラダの上から「回しかける」よりも
先にボウルの中でドレッシングを作り
そこにサラダを加えて「まとわせる」と
使用量も少なくてすみ
味もまろやかになります

秋 ＋辛子

辛子などの穏やかな辛味で気を巡らし、酸味を効かせて気を引き締めます

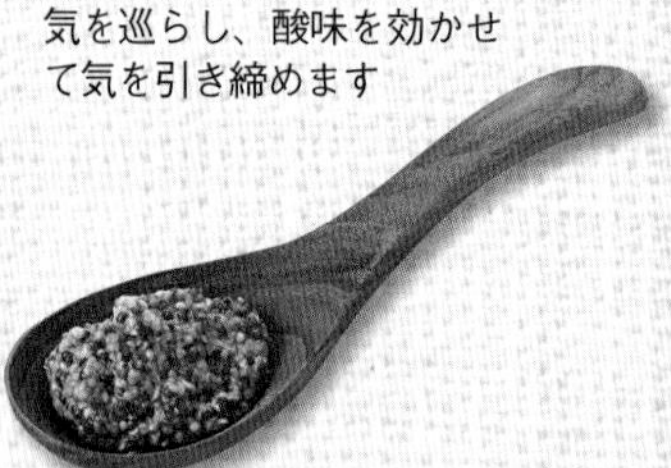

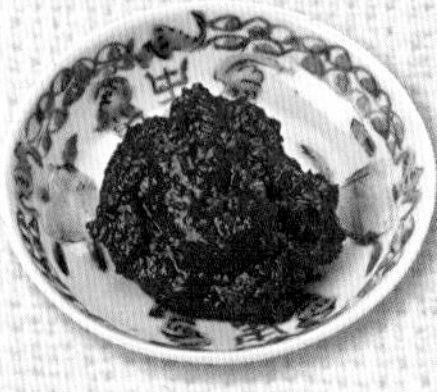

夏 ＋豆板醤

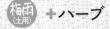

外気からくる熱と湿を熱性の辛味で、汗として排出させます

梅雨（土用） ＋ハーブ

ミントなど好みのハーブを刻んで加えて、気を巡らせてこもった湿を排出します

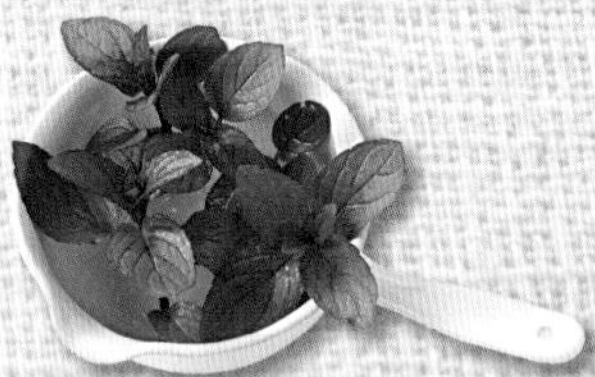

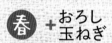

第二章　季節のサラダ

季節の変化に伴って生じやすいさまざまなトラブルは
旬の食材を上手にとりいれることで改善できます
春夏秋冬と梅雨の季節に食べたい薬膳サラダごはんもご紹介！

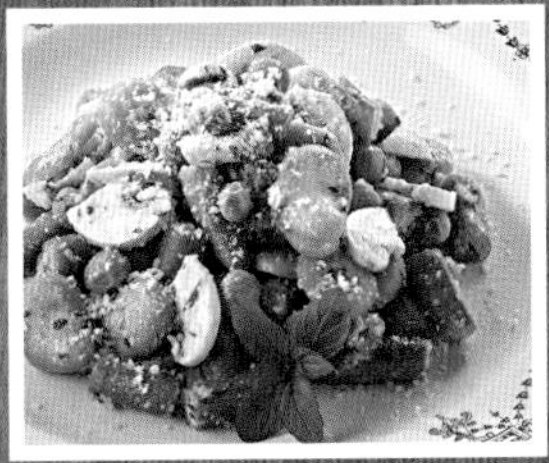

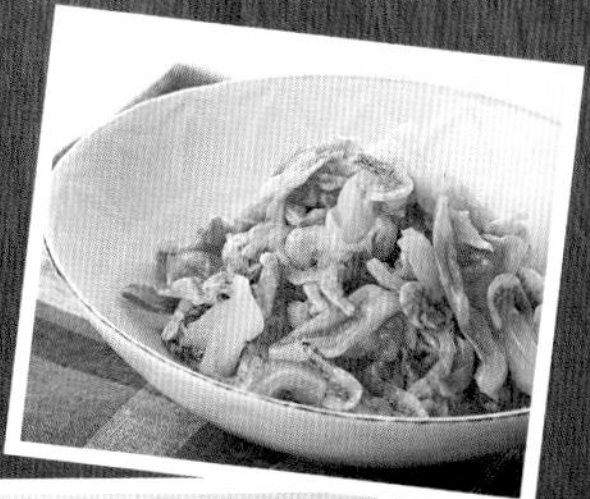

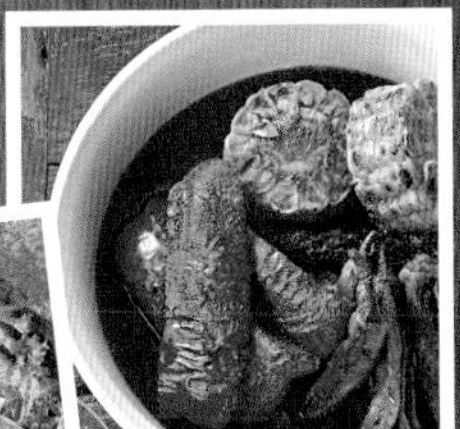

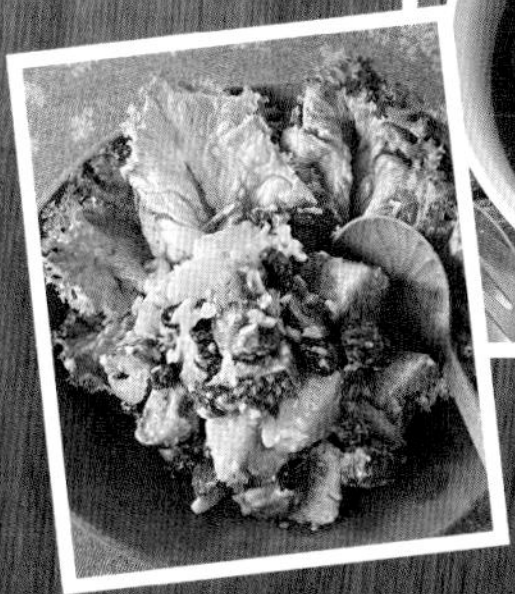

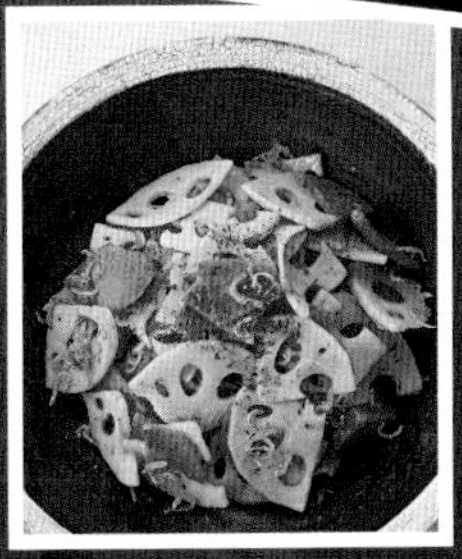

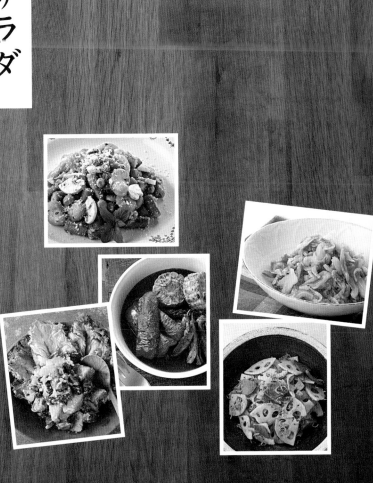

春に食べたい

薬膳サラダごはん

肝を養い、「気」を巡らせ代謝と解毒を促す

たけのこなどの山菜の苦味と食物繊維で老廃物を出し
新玉ねぎやクレソンの穏やかな辛味で発散を促します
豊富なビタミンやミネラルで代謝を助け
いちごなどの香りのいいフルーツが、気持ちをやわらげます

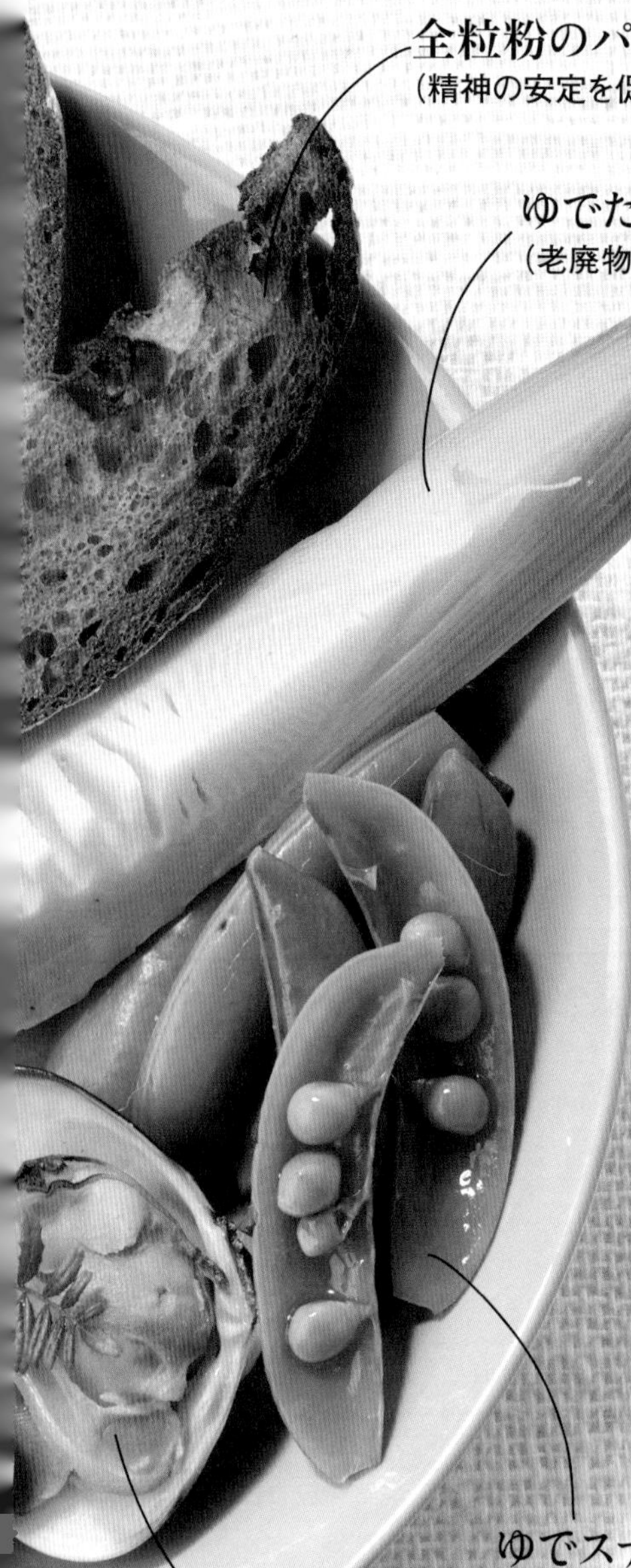
全粒粉のパン
（精神の安定を促す）
ゆでたけのこ
（老廃物を排出）
ゆでスナップえんどう
（消化吸収を助ける）
はまぐりの酒蒸し＊
木の芽添え
（解毒を促す）

＊　はまぐりはフライパンに入れ酒少々を加えてふたをし、具の口が開くまで蒸す

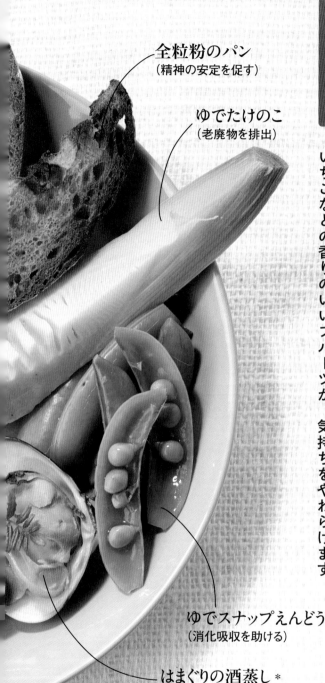

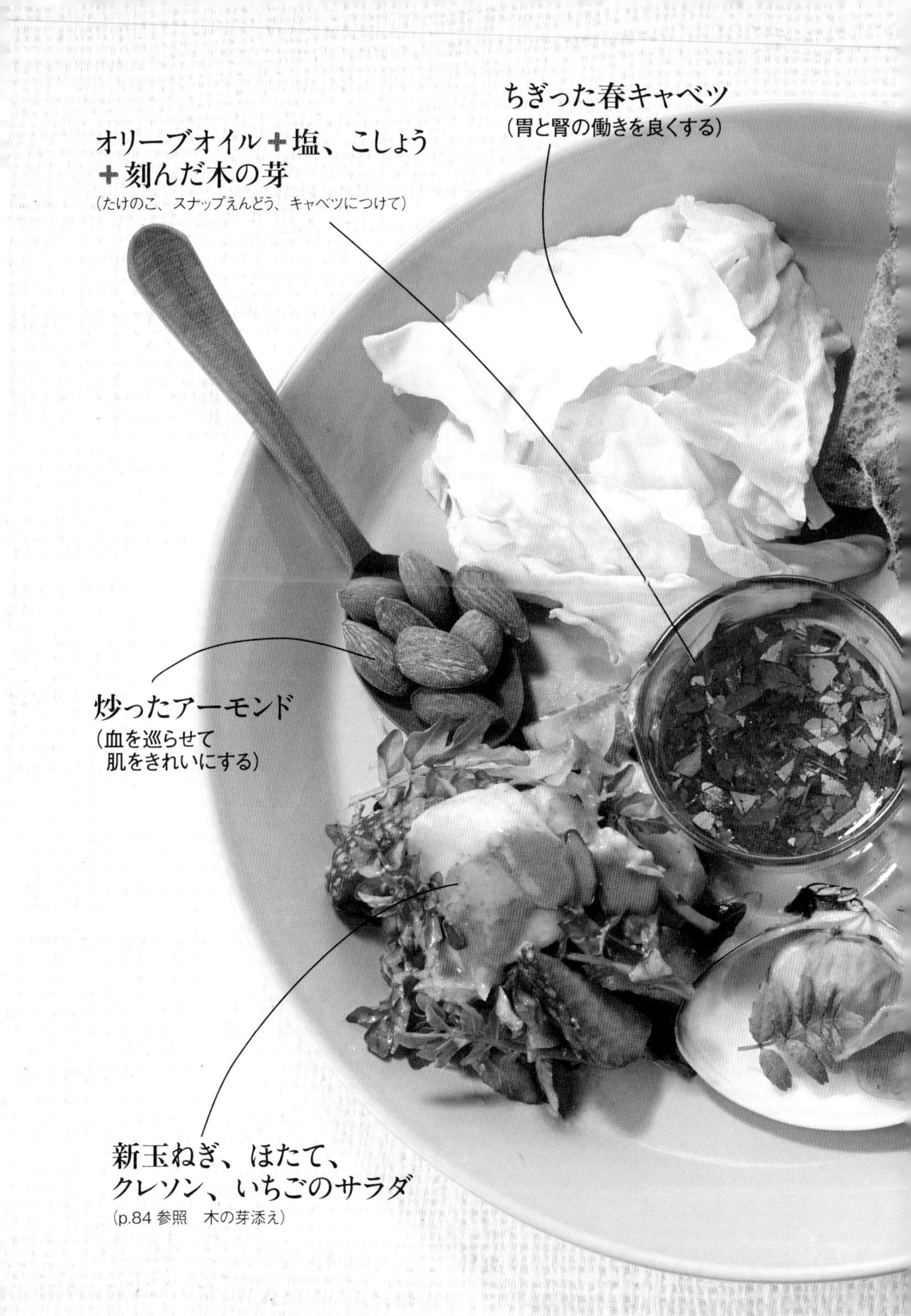
ちぎった春キャベツ
(胃と腎の働きを良くする)
オリーブオイル＋塩、こしょう
＋刻んだ木の芽
(たけのこ、スナップえんどう、キャベツにつけて)
炒ったアーモンド
(血を巡らせて
肌をきれいにする)
新玉ねぎ、ほたて、
クレソン、いちごのサラダ
(p.84 参照　木の芽添え)

春の養生のコツ

春は、「発生」「発散」の季節です。

春に芽吹く生物と同じように天地のエネルギーをとりこみ、体内の「陽」を育てましょう。「気」「血」「水（津液）」の巡りを良くして冬の間にためこんだ不要なもの（老廃物や毒）を身体の中から追い出します。

発散を促すのは辛味、毒を出すのは苦味です。

春の臓である「肝」は、気の巡りや解毒を担っています。肝の働きを促す食材を意識してとれば、新陳代謝が高まり、解毒もスムーズにすすみます。

春は冬に縮こまっていた「気」を伸び伸びとさせることが一番大切です。忙しい朝もできるだけゆったりした気分で過ごせるように工夫しましょう。両手を広げて伸びをしたり、香りのあるものを積極的にとって気を巡らせると、緊張しやすい心も落ちつき、不安定になることもないでしょう。

■ とりたい食材

キャベツ、えんどう豆
山菜類、わけぎ
クレソン、菜の花
はまぐり、ほたてなどの貝類
桜えび　鯛
いちご、オレンジ
アーモンド

■ 出やすい不調

イライラ
気分の浮き沈み
過緊張
花粉症
ストレス
自律神経失調症

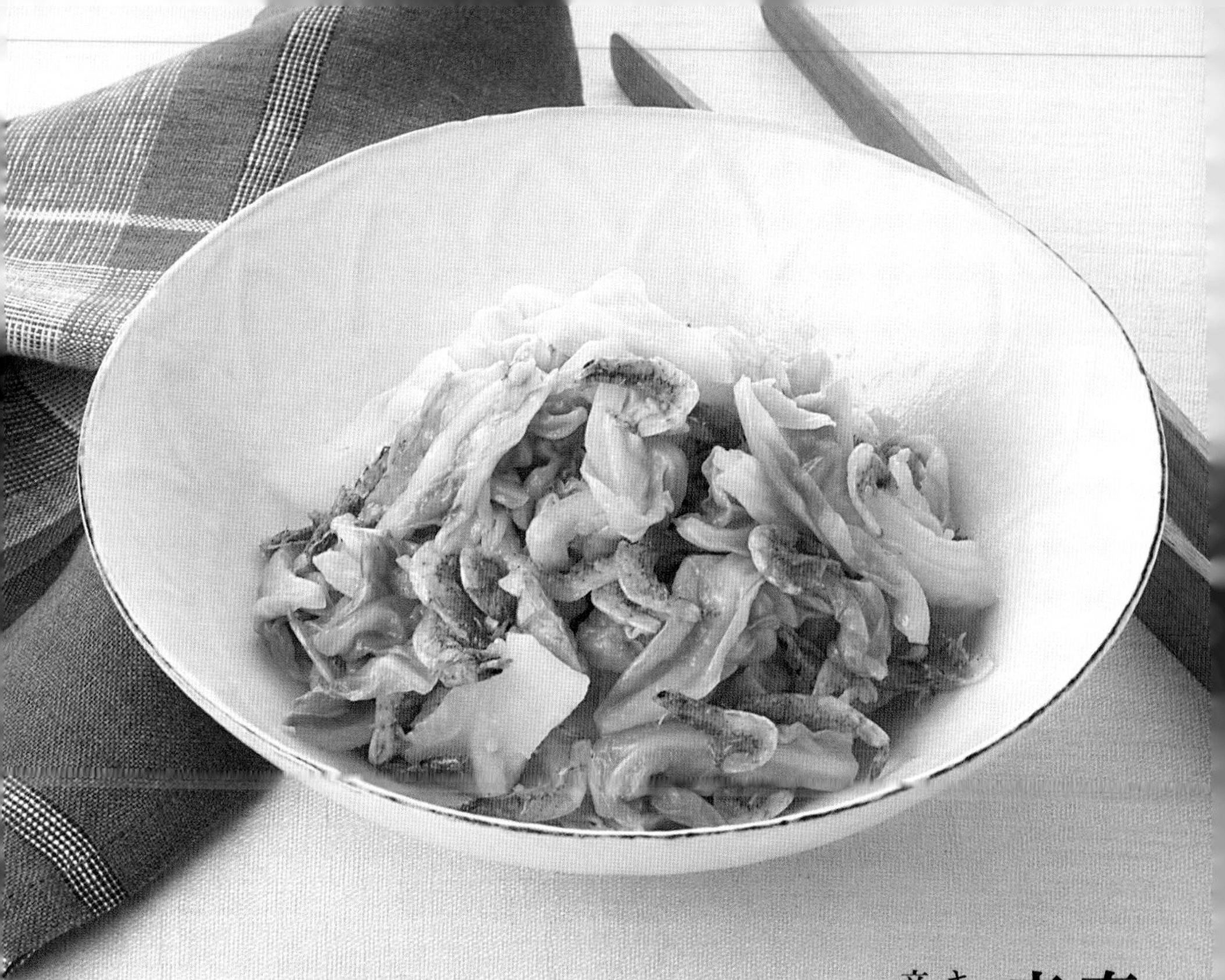

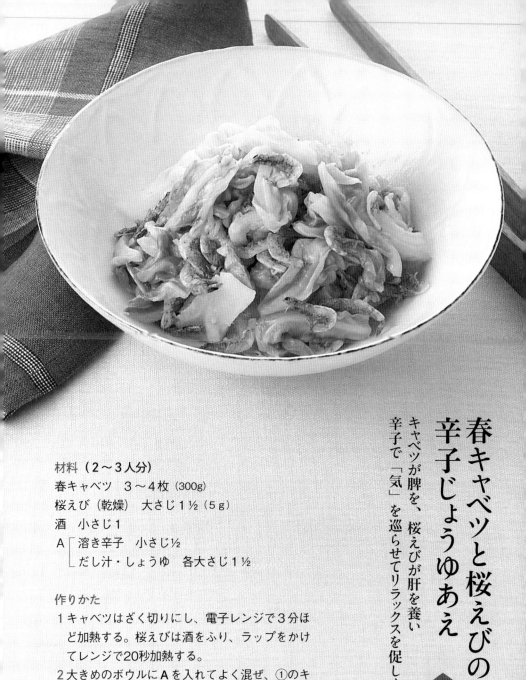

春キャベツと桜えびの辛子じょうゆあえ

キャベツが脾を、桜えびが肝を養い
辛子で「気」を巡らせてリラックスを促します

緊張をほぐす

材料（2～3人分）

春キャベツ　3～4枚（300g）

桜えび（乾燥）　大さじ1½（5g）

酒　小さじ1

A［溶き辛子　小さじ½
　　だし汁・しょうゆ　各大さじ1½

作りかた

1 キャベツはざく切りにし、電子レンジで3分ほど加熱する。桜えびは酒をふり、ラップをかけてレンジで20秒加熱する。

2 大きめのボウルにAを入れてよく混ぜ、①のキャベツを半量ずつ加えてその都度混ぜる。①の桜えびを汁ごと加え、全体によく混ぜ合わせる。

山菜サラダ　桜の花ドレッシング

山菜の香りで「気」を巡らせて
気を発散させます
代謝を促し、体内の老廃物を押し出します

気分爽快

代謝促進

材料（2～3人分）
ふき　1本
ウド　⅔本
ゆでたけのこ　小1本
せり　½束
木の芽（あれば）　少々
桜の花ドレッシング
　桜の花の塩漬け・酢　各大さじ1
　うす口しょうゆ　大さじ½
　オリーブ油　大さじ2～3
木の芽（あれば）　少々

作りかた

1 ふきは表面を塩少々（分量外）でこする。熱湯でさっとゆで冷水にとり、皮をむいて斜め薄切りにする。ウドは表面の毛羽をこそげて皮をむき、3cm長さに切る。酢水（分量外）にさらしたあと7～8mm幅の縦切りにする。たけのこは穂先は縦に薄切り、根元は薄いいちょう切りにする。せりは3cm長さに切る。

2 ドレッシングを作る。桜の花は塩を洗って水けをしぼり、飾り用に一輪残して粗みじんに切る。大きめのボウルに入れて、ドレッシングの残りの材料を加えて混ぜる。半量をドレッシングを入れる容器にとり分けて、飾り用の花を開いて添える。

3 ②のボウルに、①のたけのこ、ウド、ふきの順番に加えてその都度混ぜる。最後にせりを加えて全体によく混ぜ合わせる。仕上げに、あれば木の芽を添える。

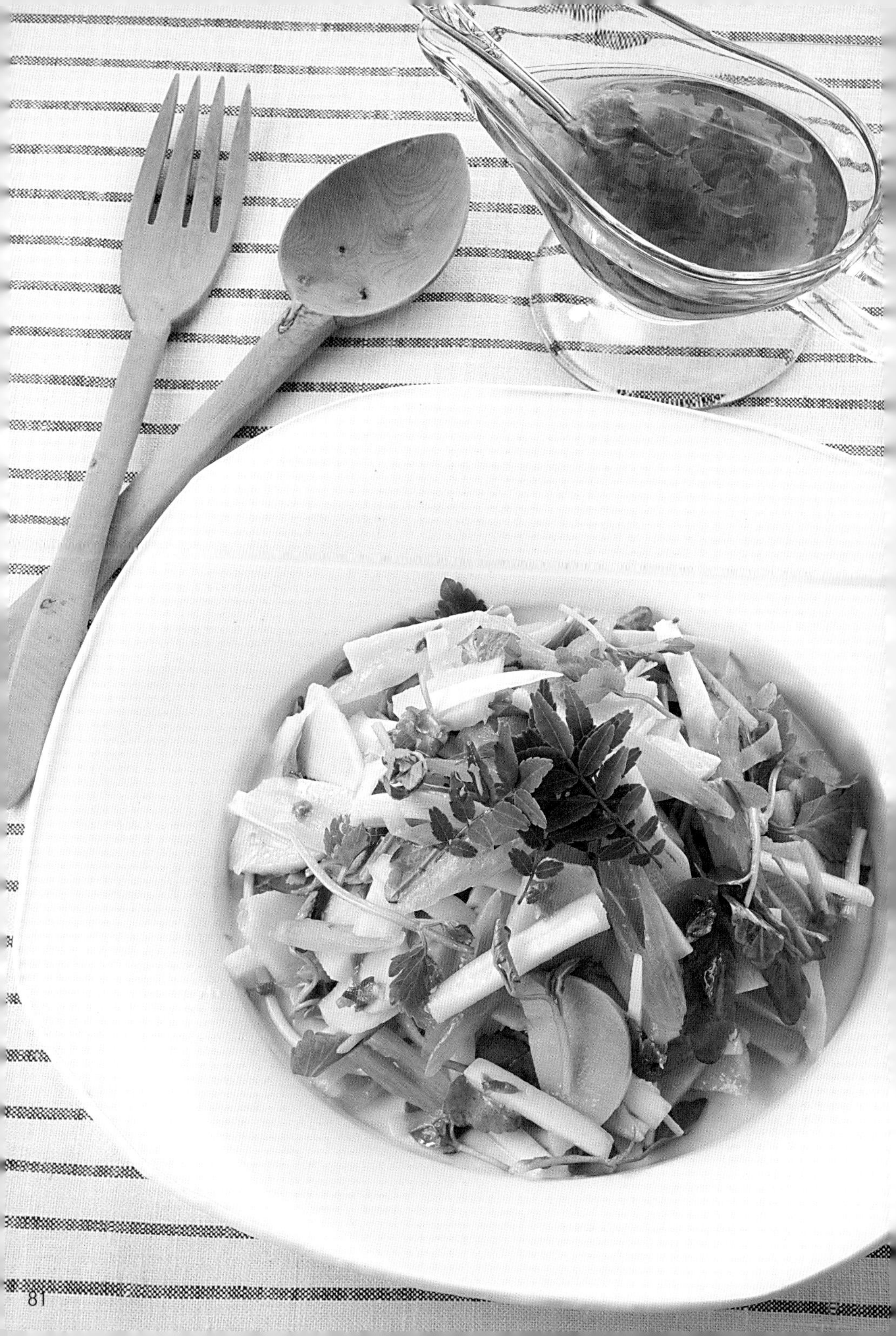

新わかめ、わけぎ、ほたるいかの辛子酢みそあえ

カロテンや食物繊維が豊富なわかめが
肝の働きを助けて「気」を巡らせます
ほたるいかで、「陰」と「陽」のバランスを整えます

解毒を促す

免疫力向上

材料（2～3人分）
新わかめ　60ｇ
わけぎ　2～3本
ほたるいか　10～15杯
A　西京みそ　大さじ2
　　酢　大さじ1
　　うす口しょうゆ・溶き辛子　各小さじ1

作りかた
1 わかめは3cm長さに切り、熱湯でさっとゆでて冷水にとる。わけぎもさっとゆでて、根元から先に向かってしごいてぬめりをとり、3cm長さに切る。ほたるいかは目と口を除き、酒大さじ2（分量外）をふる。熱湯でさっとゆでてザルにとる。
2 ボウルにAを入れて混ぜる。①の材料を水けをとりながら加えて、全体に混ぜ合わせる。
3 器に、②のわかめとわけぎを盛り合わせ、ほたるいかを添え、ボウルに残った酢みそをかける。

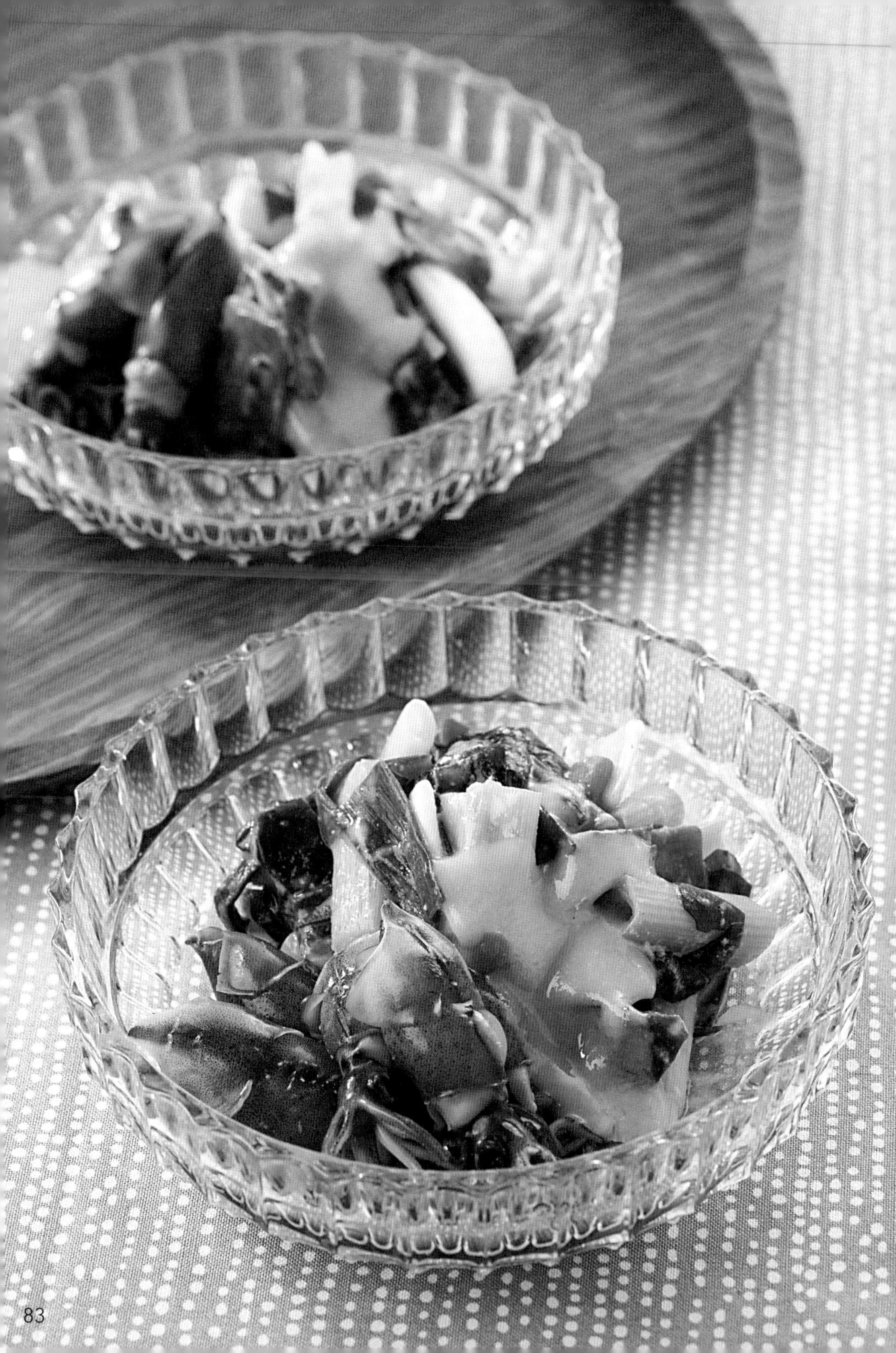

新玉ねぎ、クレソン、ほたてのサラダ　いちごソース

玉ねぎとクレソンの辛味で「気」を巡らせ
「血」をサラサラにします
ほたてといちごが肝を養い、解毒を促します

材料（2～3人分）
新玉ねぎ　½個
クレソン　1束
刺身用ほたて　6個
いちご　5粒
いちごソース
- いちご　5粒
- おろし玉ねぎ　30g
- オリーブ油　大さじ3
- レモン汁　大さじ1
- 塩　小さじ½

作りかた
1 玉ねぎは横薄切りにして、長さを半分に切る。クレソンは葉をつむ。ほたては厚みを半分に切り、酒大さじ1と薄口しょうゆ小さじ1（各分量外）をふる。いちごは縦半分に切る。
2 ソースを作る。いちごはつぶして裏ごしし、残りの材料を加えて泡立て器などでよく混ぜ合わせる。
3 器に①の材料を盛り合わせ、周囲に②のソースを回しかける。

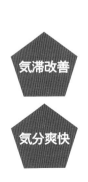

気滞改善

気分爽快

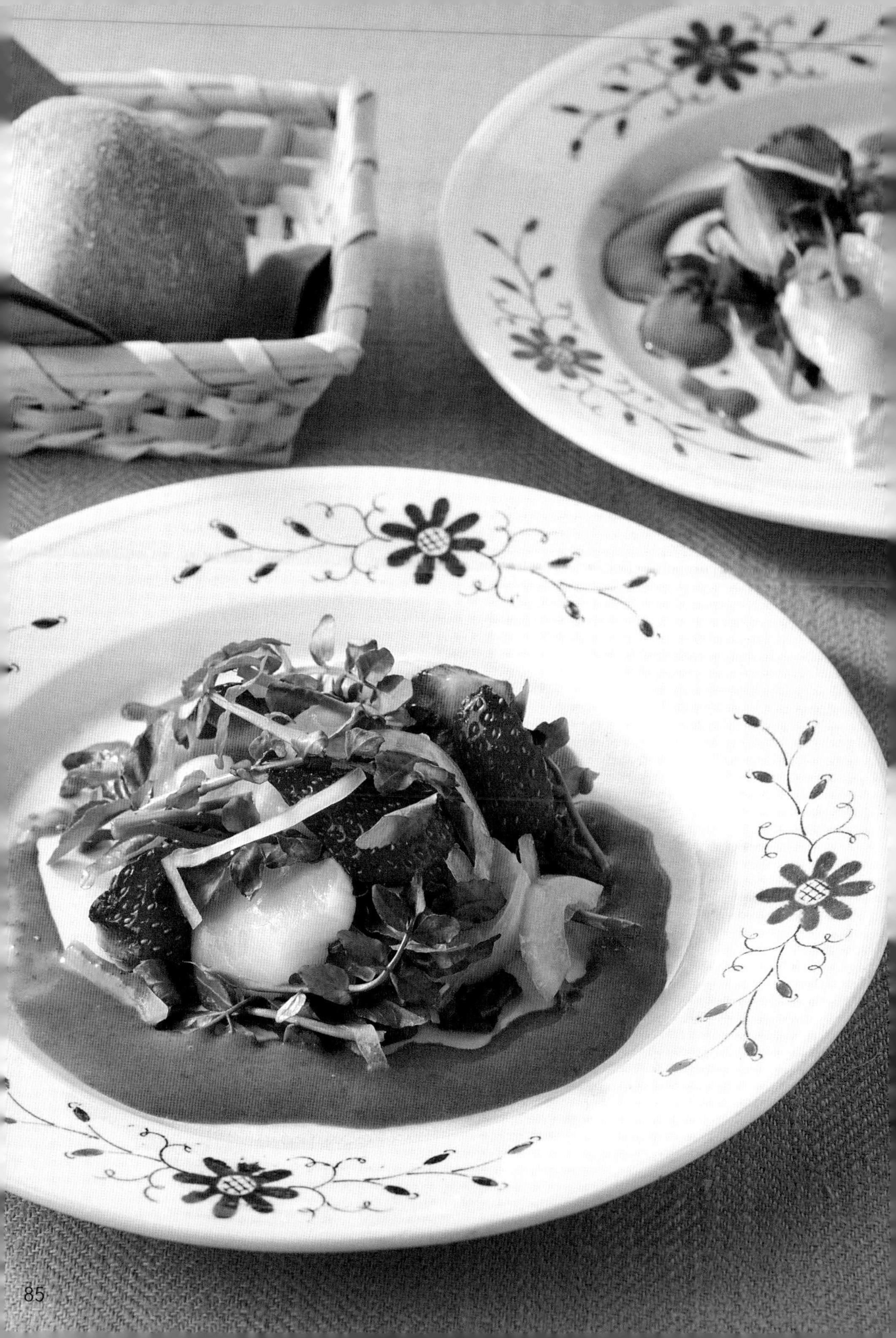

梅雨に食べたい
薬膳サラダごはん

脾を養い、湿をのぞいてむくみを防ぐ

体内にこもる湿を追い出し、すっきりできる食材を揃えました
いんげんなどの豆類、はと麦、きゅうりなどはいずれも
痰や湿をとり除き、余分な水分や湿を外に出します。
マッシュルームやさくらんぼが「気」を補い、免疫力も高めます

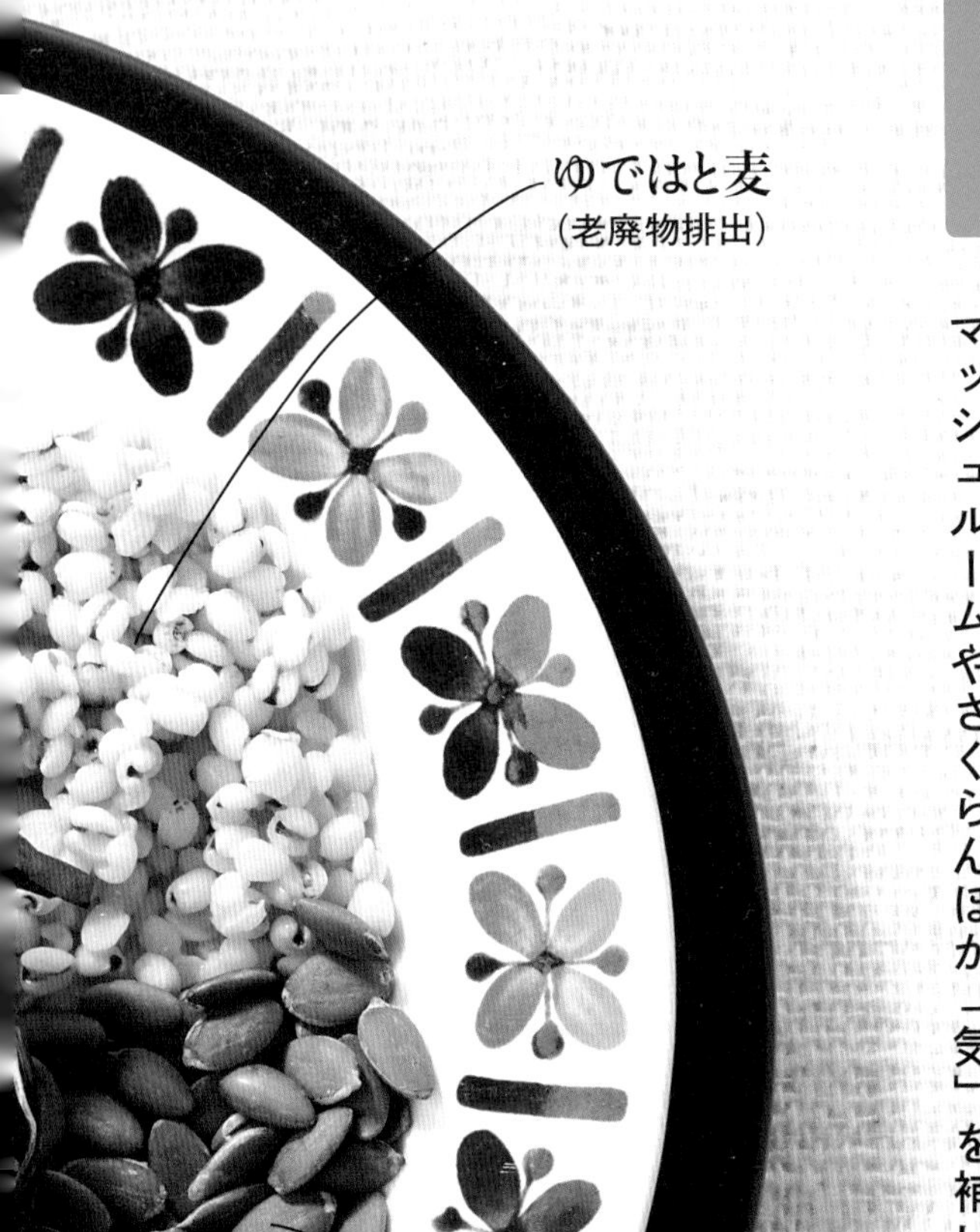
ゆではと麦
（老廃物排出）
炒った
かぼちゃの種
（血をきれいにする）
さくらんぼ
（湿をとり、むくみを改善）

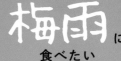

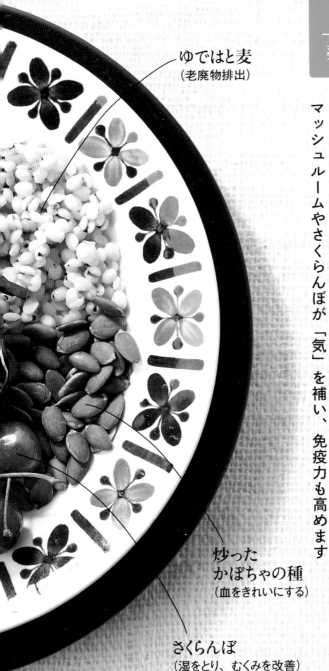

あじの刺身に
甘酢しょうがと青じそ添え
（気と水を巡らせて、余分なものを発散させる）

焼き赤プリカに
酒としょうゆをたらして
（抗酸化作用）

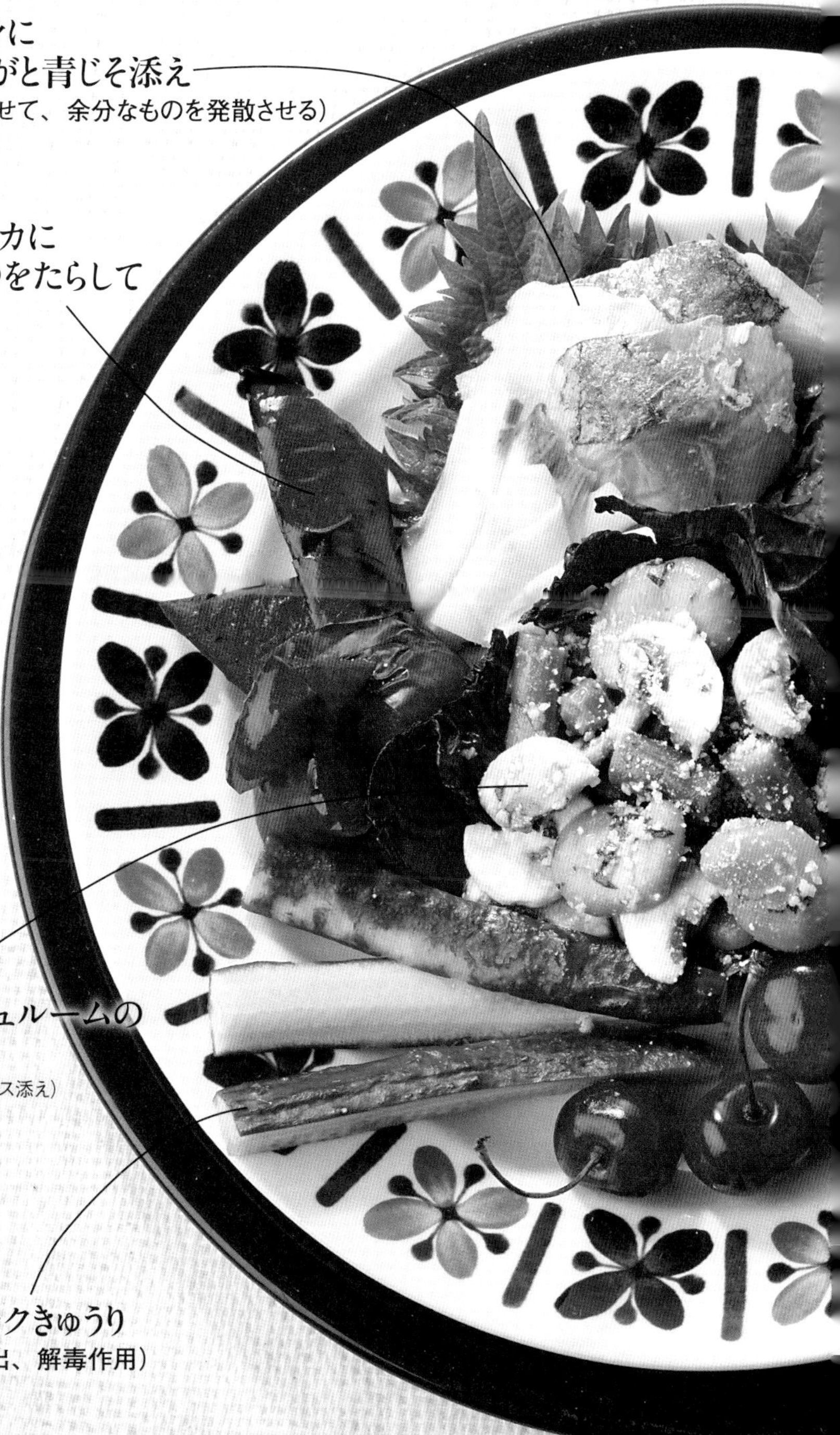

豆とマッシュルームの
サラダ
（p.90 参照　トレビス添え）

スティックきゅうり
（塩分排出、解毒作用）

梅雨の養生のコツ

梅雨の時期は「湿邪」が外気を覆います。

薬膳では、四季のほか、それぞれの季節の変わり目にあたる土用を加えますが、土用のうち、一番影響が出やすいのが梅雨の季節。梅雨は一年で一番湿度が高く、気温も暑かったり寒かったり不安定なため、体調を崩しやすくなるからです。

重く湿った外気が身体に入ると、この時期の臓である「脾」の働きが悪くなります。脾は食べ物をエネルギーに変えるすべてを担っているため、ダメージを受けると消化不良を起こして「気」や「水(津液)」の巡りが滞り、身体がだるくむくみやすくなります。湿邪をとり除くためには、発汗、発散性のある辛味のものや、淡い味わいで体内の水分を押し出すもの、脾を温めて気を補う食べ物を積極的にとりましょう。

湿邪を体内に入れないためには、身体を濡らしたままにしない、冷えないようにすることも大切です。

■ とりたい食材

さやいんげん、そら豆
とうもろこし、きゅうり
みょうが、冬瓜
あじ、鶏肉、豚肉
さくらんぼ
ひまわりの種
はと麦

■ 出やすい不調

倦怠感
むくみ
湿疹
関節痛
消化不良
食中毒
頭痛

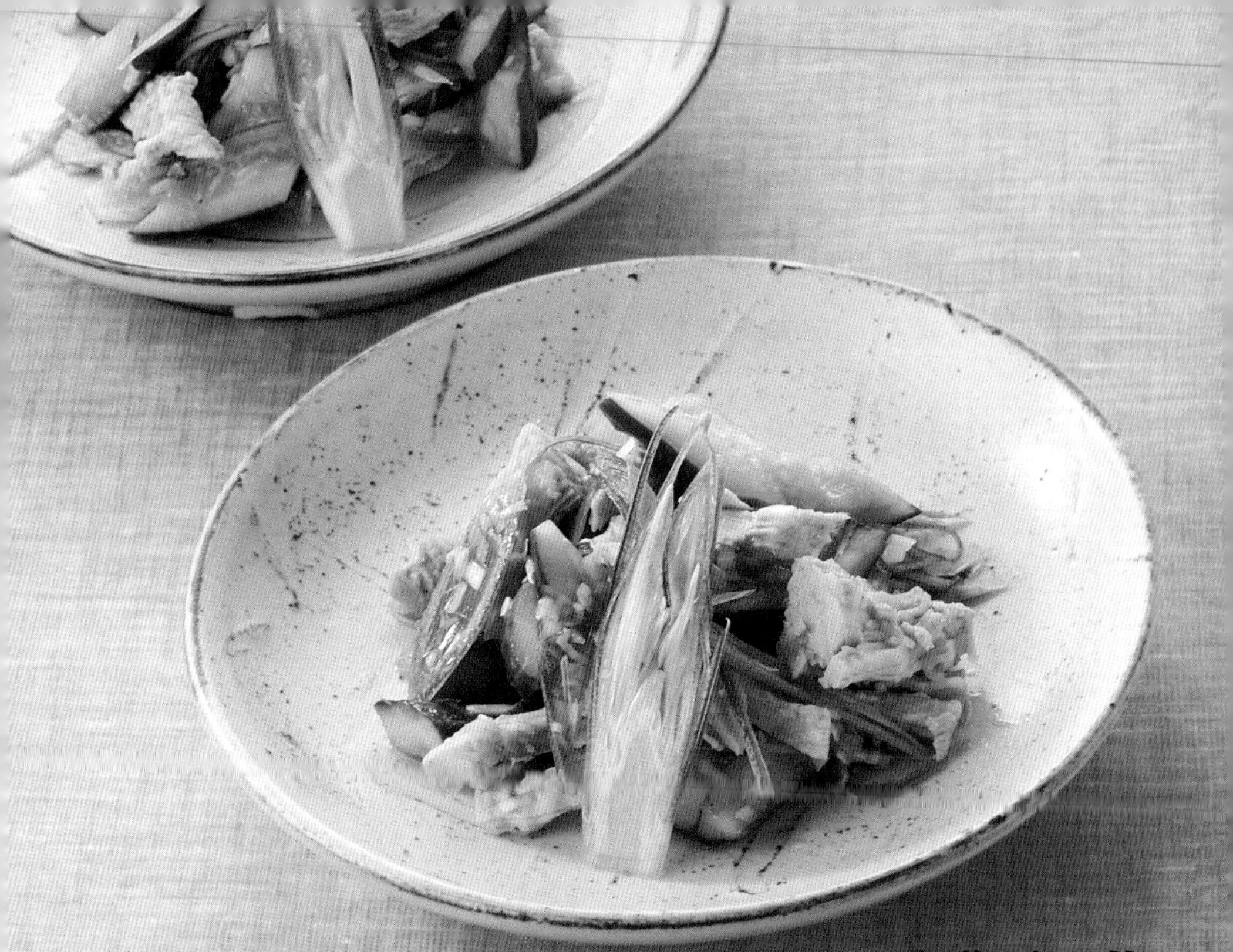

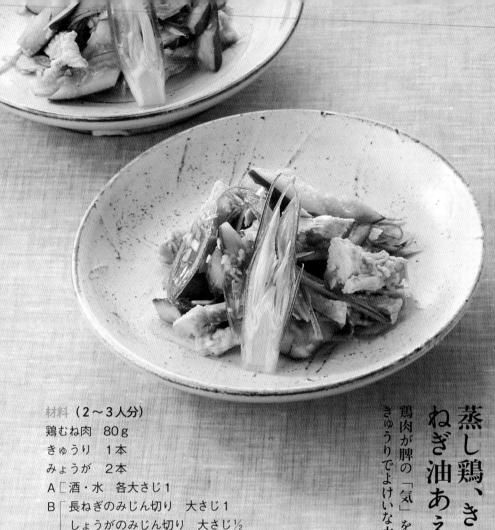

蒸し鶏、きゅうり、みょうがのねぎ油あえ

鶏肉が脾の「気」を補い
きゅうりでよけいな水分をさばきます

むくみ改善

材料（2～3人分）

鶏むね肉　80g
きゅうり　1本
みょうが　2本
A［酒・水　各大さじ1
B［長ねぎのみじん切り　大さじ1
　しょうがのみじん切り　大さじ½
　ごま油・しょうゆ　各大さじ½
　酢　小さじ2

作りかた

1 鶏肉をフライパンに入れ、Aをふりかけてふたをし、5～6分蒸して火を通す。粗熱がとれたら細かくほぐす。
2 きゅうりは軽くたたいて割り、2～3cm長さに切る。みょうがは縦半分に切って薄切りにする。
3 ボウルにBを入れてよく混ぜ、①の鶏肉、②のきゅうりとみょうがの薄切りを加えてよく混ぜ合わせる。

豆とマッシュルームのサラダ ミント入りドレッシング

豆類とマッシュルームには脾と胃の働きを高めて
脾にたまった湿を追い出す力があります
ミントの香りで「気」を巡らせ、代謝を促します

むくみ改善

胃もたれ解消

材料（3～4人分）

豆いろいろ　あわせて正味260ｇ前後
（写真はそら豆とさやいんげん各100ｇ、グリンピース60ｇ）
マッシュルーム　8～9個
レモン汁　大さじ1
ミント入りドレッシング
- フレッシュミントの葉のみじん切り　大さじ1
- オリーブ油　大さじ3強
- 白ワイン　大さじ1
- にんにくのみじん切り　1片分
- 塩　小さじ1
- 黒こしょう　少々

パルメザンチーズ　適量
ミントの葉（あれば）　少々

作りかた

1 そら豆、いんげん、グリンピースは好みの硬さにゆでて冷水にとりザルにあげる。いんげんは2cm長さに切る。マッシュルームは縦半分にし、2mmの薄切りにしてレモン汁をふる。
2 ドレッシングを作る。ボウルにオリーブ油大さじ1、にんにく、塩を入れてよく混ぜ、白ワイン、ミント、オリーブ油大さじ2、こしょうを加えてさらによく混ぜる。
3 ①の豆類とマッシュルームを加えて、全体に混ぜ合わせる。仕上げにパルメザンチーズをかけ、あればミントの葉を飾る。

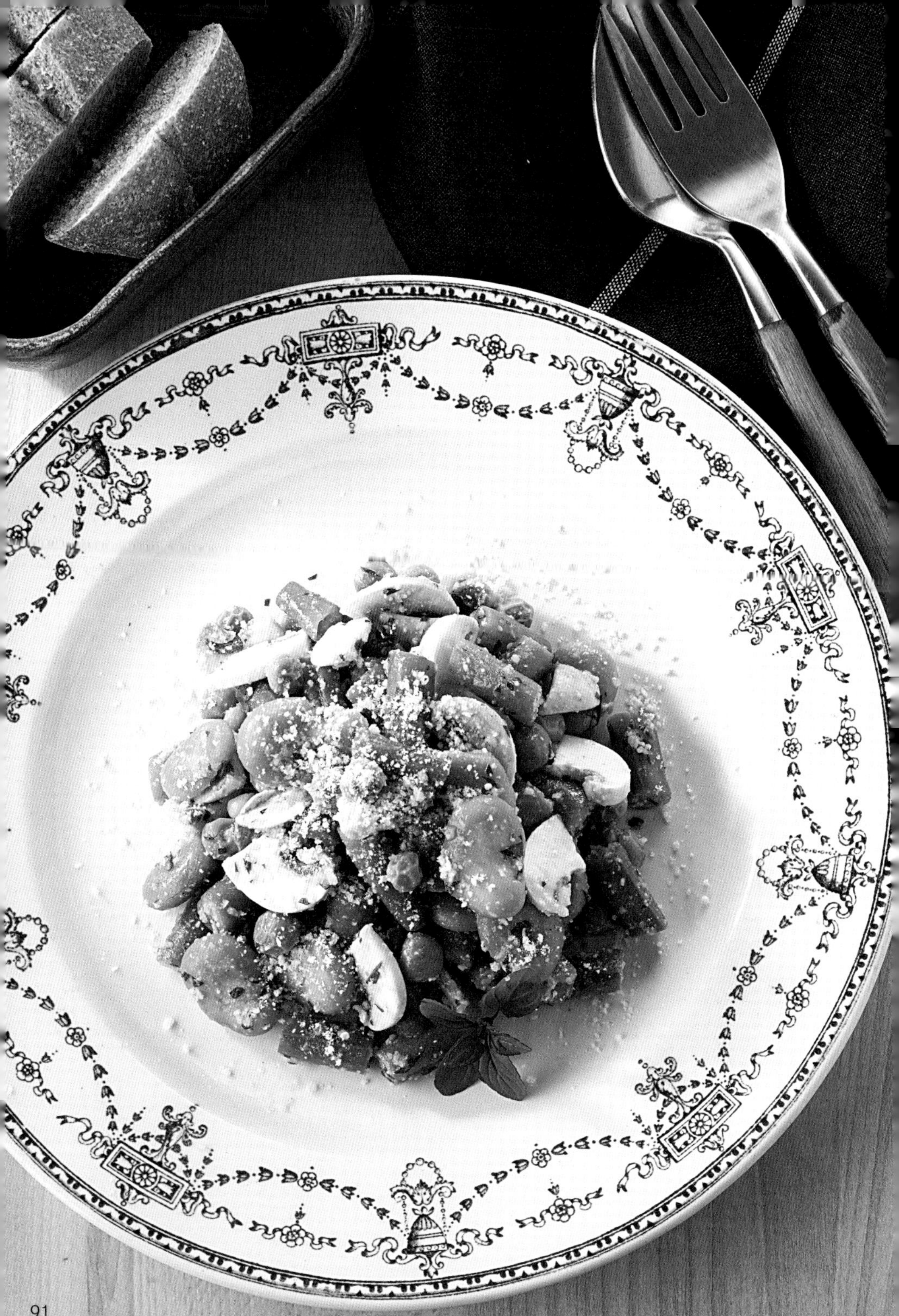

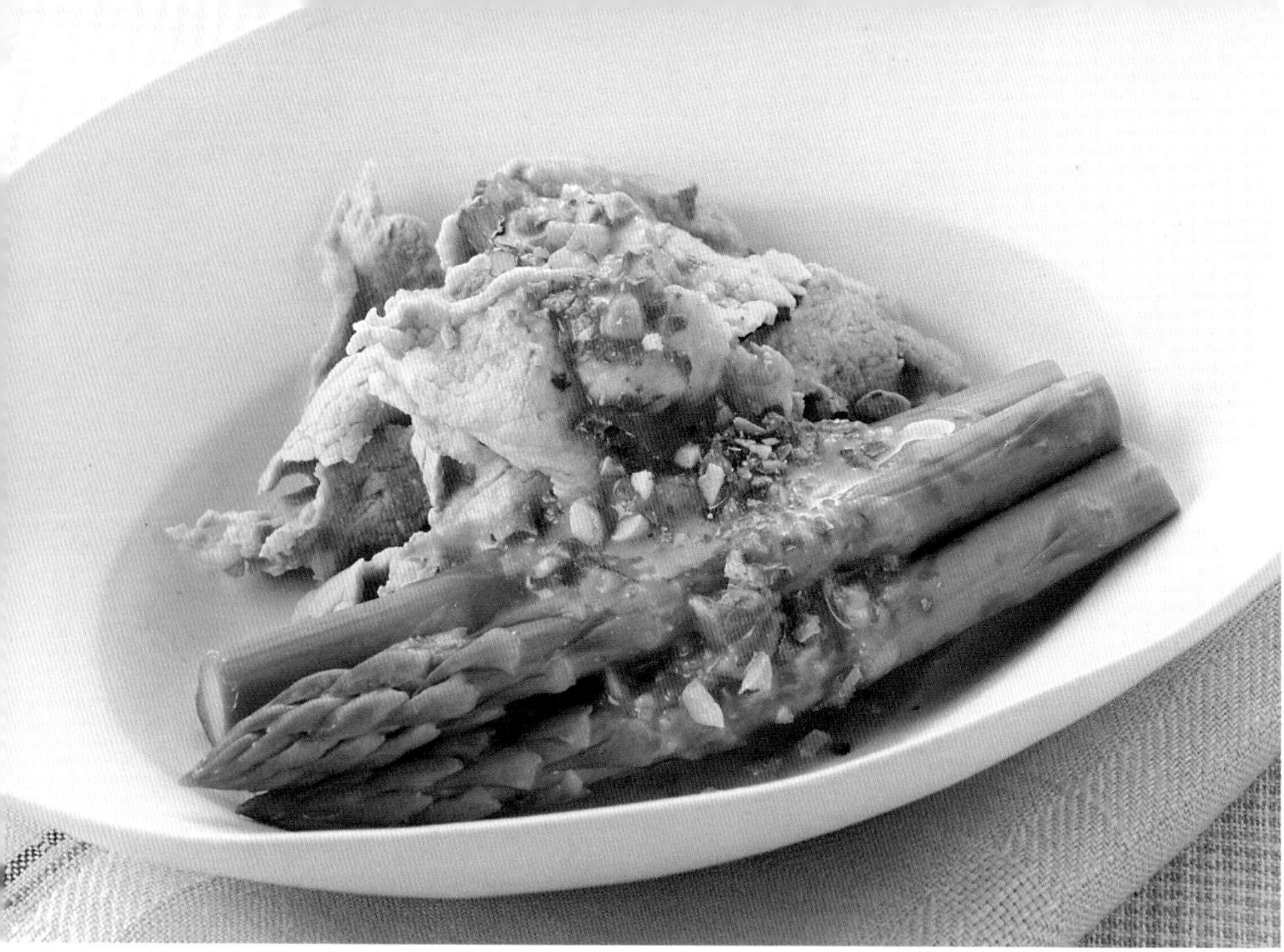

アスパラと豚しゃぶのピーナッツみそがけ

アスパラで体内の湿をはらい
豚肉で疲れを癒します

材料（2人分）
グリーンアスパラガス　4本
豚ロースしゃぶしゃぶ用　100g
A ピーナッツペースト（無糖）　大さじ1
　みそ・粗糖　大さじ½
　だし汁または湯　大さじ1

作りかた
1 アスパラガスは、根元は皮をむいて硬い部分は切り落とす。熱湯で1～2分ほどゆでて、半分の長さに切る。豚肉は食べやすく切り、酒大さじ2（分量外）をふっておく。たっぷりの湯で数回に分けて火を通す。Aを合わせておく。
2 ①のアスパラと豚肉を盛り合わせて、Aをかける。

疲労回復

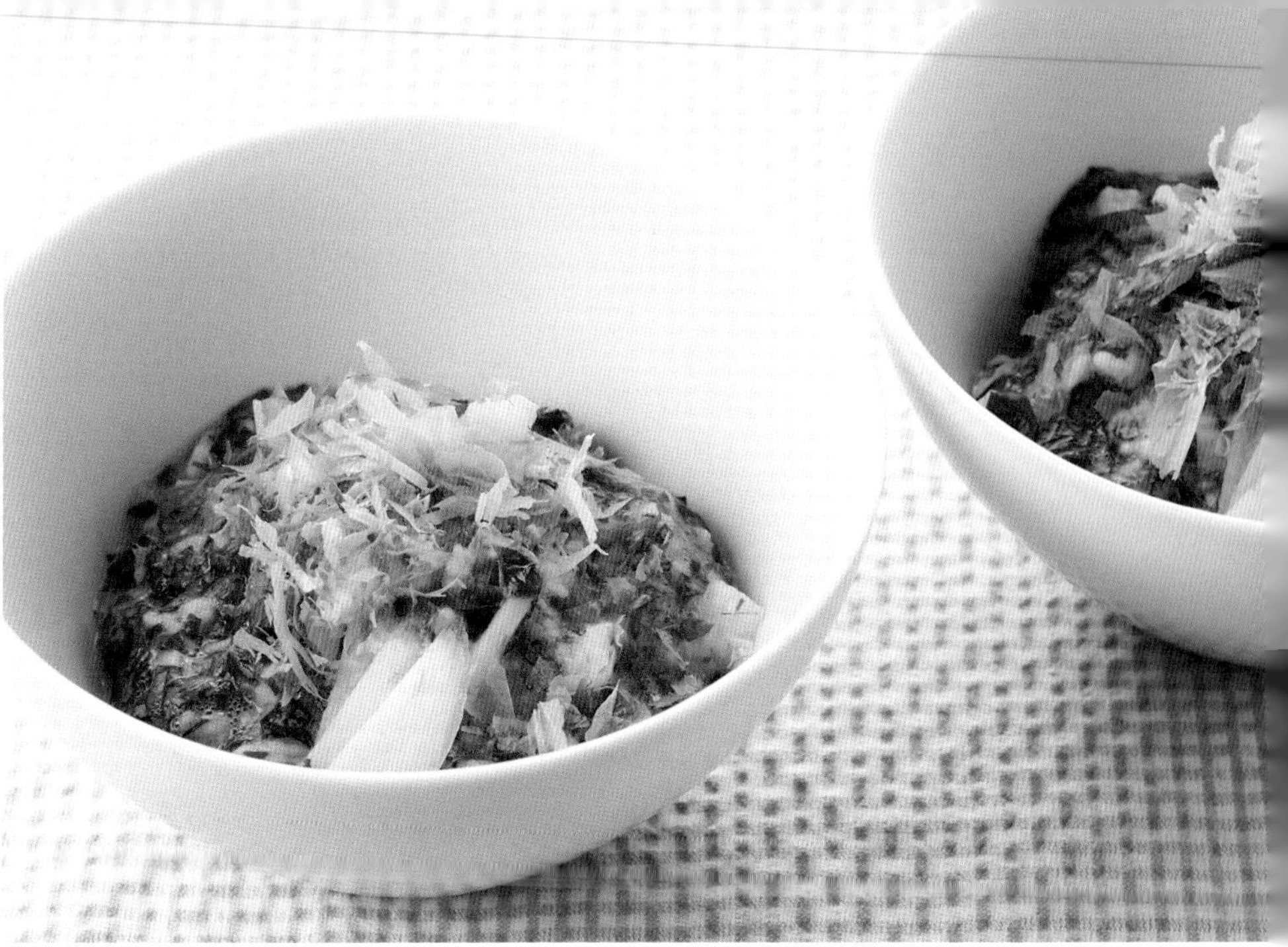

モロヘイヤとたたき長いもの梅肉あえ

ネバネバ成分が脾と胃を養い
モロヘイヤが余分な熱を追い出します

体内の熱をとる

材料（2～3人分）

モロヘイヤの葉　50g
長いも　150g
新しょうが　15g
A［梅肉½個分、酒大さじ1
　 うす口しょうゆ大さじ½
削り節　適量

作りかた

1 モロヘイヤは熱湯でさっとゆで、冷水にとる。水けをとって粗みじんに切る。長いもは皮をむいて2～3cm長さの棒状に切り、袋に入れてめん棒などで軽くたたく。しょうがは薄切りにし、飾り用に少々残してせん切りにする。
2 ボウルにAを入れて混ぜ、①のモロヘイヤ、長いも、しょうがのせん切りを加えてよく混ぜる。仕上げに、しょうがの薄切りと削り節を添える。

夏に食べたい

薬膳サラダごはん

心《しん》を養い、暑気をはらい のぼった「気」をおろす

身体をさまし、ビタミンやミネラルが豊富なゴーヤ、トマト、なすを薬味で合わせて食欲を促します

大麦は食物繊維が豊富で、余分な熱を追い出します

「気」と「血」を補う枝豆には、利尿作用もあります

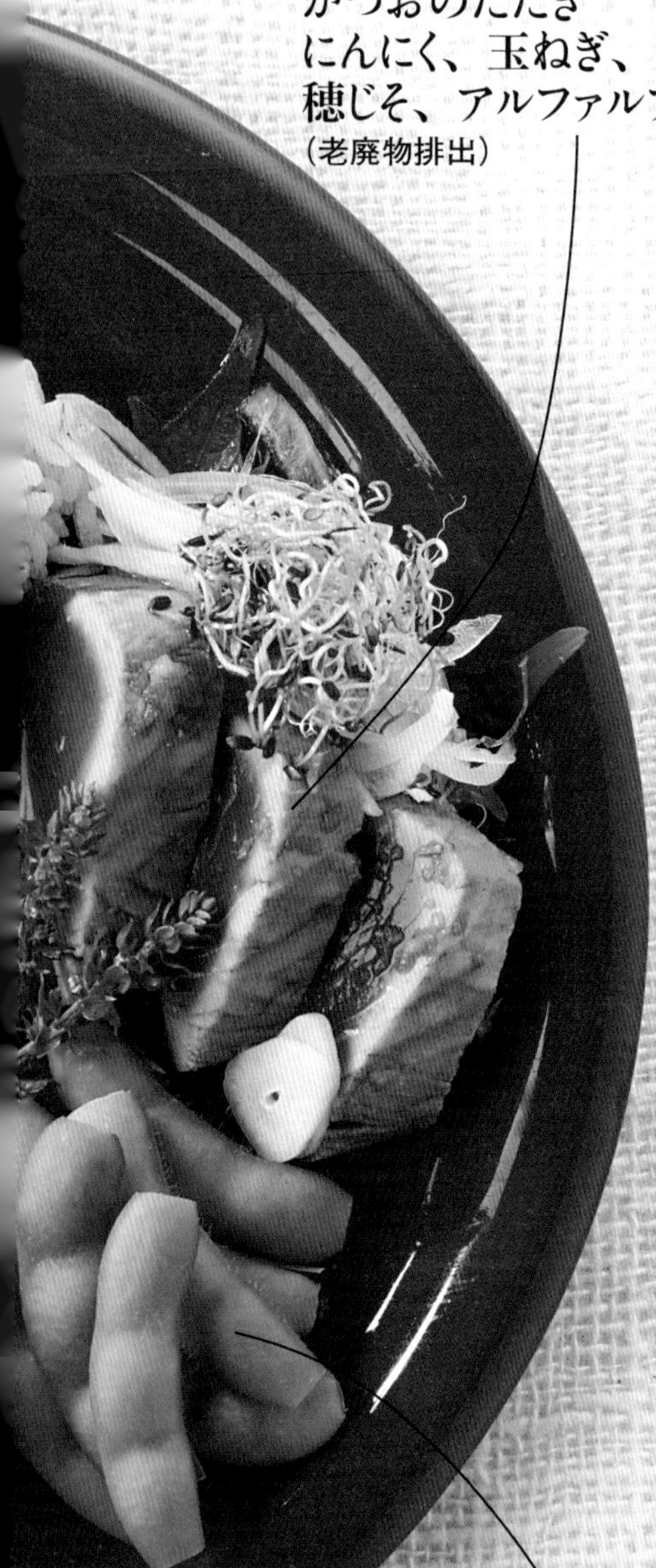

かつおのたたき
にんにく、玉ねぎ、青じそ、
穂じそ、アルファルファ添え
(老廃物排出)
ゆで枝豆
(疲労回復)

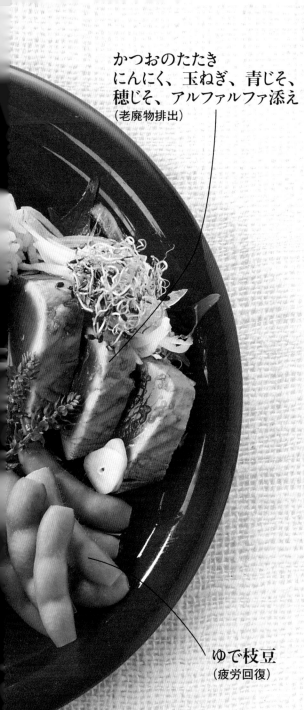

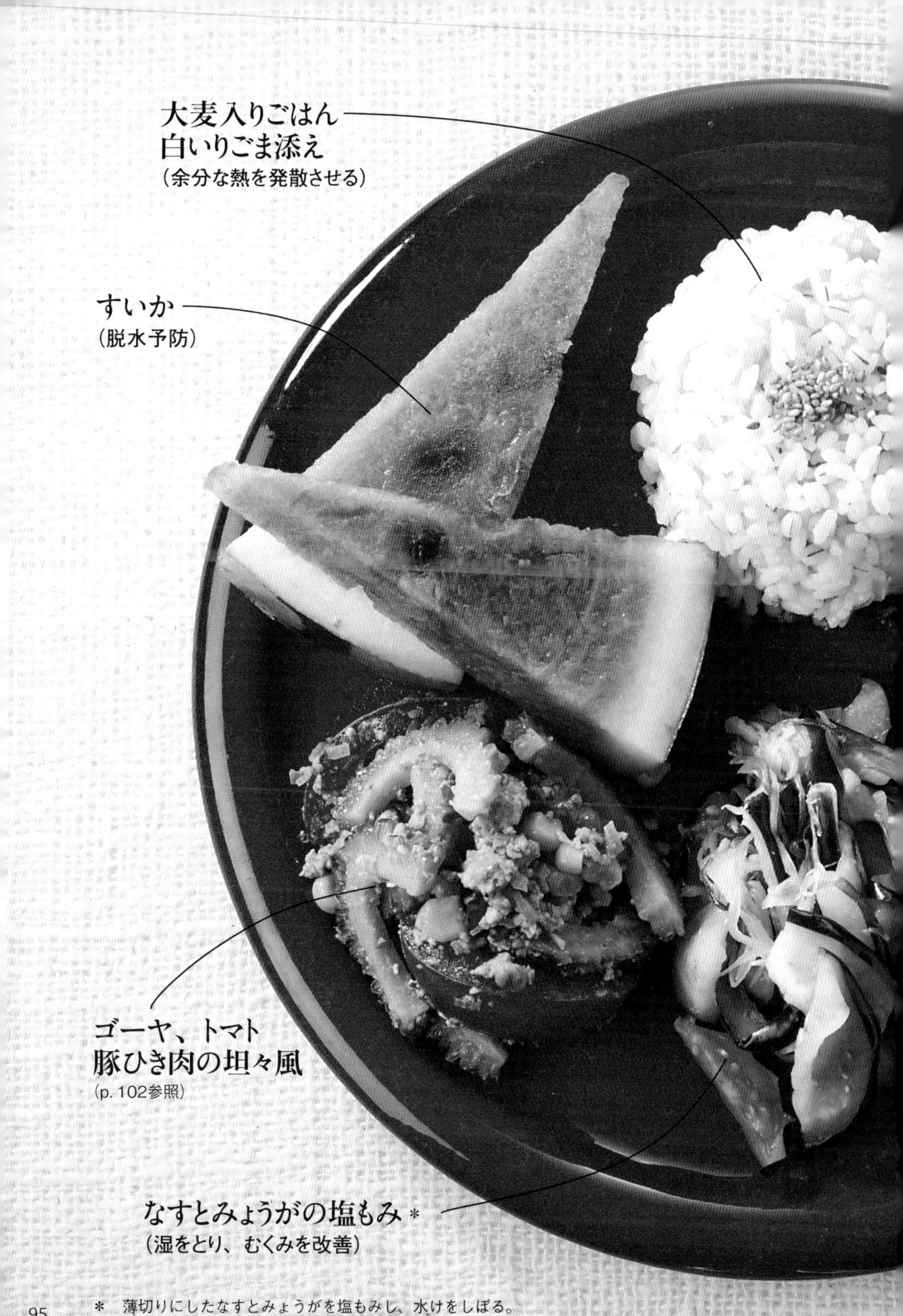
大麦入りごはん
白いりごま添え
（余分な熱を発散させる）
すいか
（脱水予防）
ゴーヤ、トマト
豚ひき肉の坦々風
（p. 102参照）
なすとみょうがの塩もみ＊
（湿をとり、むくみを改善）

＊　薄切りにしたなすとみょうがを塩もみし、水けをしぼる。

夏の養生のコツ

夏は「成長」の季節です。

自然界では「陰」と「陽」が最も交流し、人間も外に向かってエネルギーを向けるのに適していますが、最近は厳しい暑さと重たい湿に悩まされ、消耗しやすい時期でもあります。

汗をかいて体内に入り込んだ暑さをはらい、汗とともに失われる「水（津液）と陽気」、ビタミンやミネラルを補いましょう。冷房の効いたところで過ごす場合は、身体を温めて巡りを促す辛味のある薬味や香りのいいものを、汗をかき過ぎの人は汗を抑える作用のある酸味のものをとります。

夏の臓である「心《しん》」を養うには、苦味のある食材と睡眠が効果的。熱中症対策には、旬の野菜や果物などから水分をとるようにすると体内の水分バランスが崩れにくくなります。冷たいものを食べすぎないように「脾」も養生しながら、運動や入浴も欠かさないようにしましょう。

■ とりたい食材

トマト、なす
みょうが、きゅうり
黒きくらげ、かぼちゃ
枝豆、かつお
さば、まぐろ
すいか、白ごま
大麦

■ 出やすい不調

夏バテ
熱中症
寝不足
むくみ
イライラ
夏冷え
精神不安
食欲不振

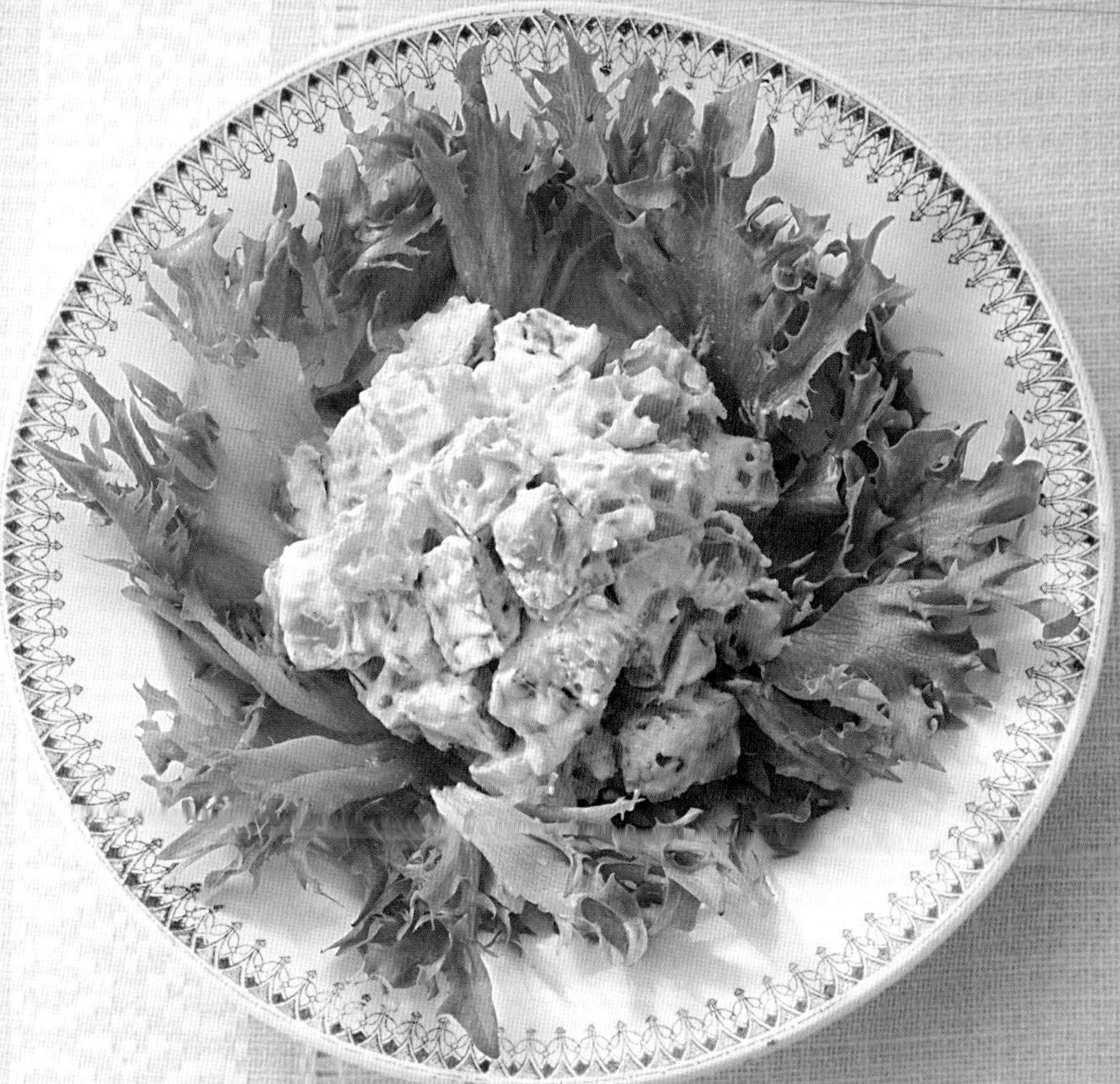

かぼちゃのヨーグルトあえ

かぼちゃが紫外線から皮膚を守り
暑さで消耗した脾と胃を補います

夏バテ予防

材料（2～3人分）

かぼちゃ　200g
プレーンヨーグルト（無糖）　80g
A［にんにくのみじん切り　小さじ1
　 塩　小さじ¼
　 黒こしょう　少々
プリーツレタス（あれば）　適量

作りかた

1 かぼちゃはラップに包んで電子レンジで1分加熱、上下を変えてさらに1分加熱する（*）。粗熱をとったら小さめの一口大に切り分ける。
2 ボウルにヨーグルトとAを入れて混ぜる。①のかぼちゃを加えて全体によく混ぜ合わせる。仕上げに、あればプリーツレタスを添える。

＊　かたい場合は、さらに1分ほど加熱し、様子をみて好みのかたさに。

夏野菜の焼きびたし　カレー風味

夏野菜は「水（津液）」のバランスを整えます
足りなければ生み出し、多ければ追い出します
スパイスの香りが「気」を巡らせます

材料（2～3人分）
なす　2個
ししとう　8本
赤パプリカ　1個
とうもろこし　1本
A［しょうゆ、酒　各大さじ2
　 カレー粉　小さじ1

作りかた
1 なすは縦4つ切り、ししとうは縦に切り目を入れる。パプリカは縦8等分に切り、とうもろこしは2cm厚さの輪切りにする。
2 ①の野菜をグリルや焼き網、オーブントースターなどで、焼き色をつけながらゆっくりと火を通す（*）。
3 Aを合わせた器に②の野菜を火が通った順にひたす。時々上下を返して味をなじませる。味をみて、カレー粉（分量外）をふる。

＊　グリルパンや焼き網の場合、オリーブ油を少々塗ると良い。

むくみ改善

夏バテ予防

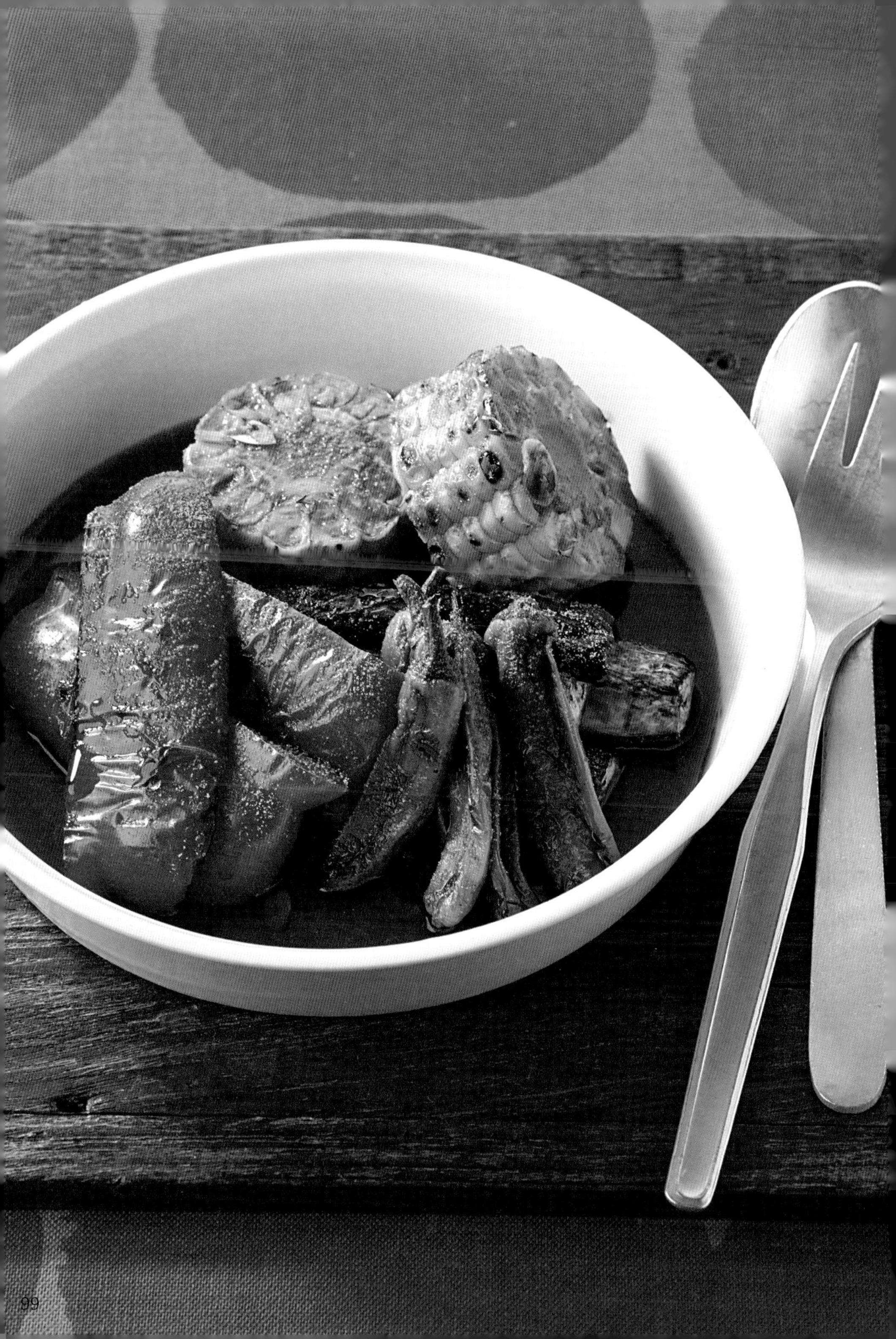

メロンと白身魚のカルパッチョ風

うり科のメロンは、こもった熱をさますほか
甘味が疲労の回復を促します
白身魚が消耗した「気」を補います

疲労回復

熱中症予防

精神安定

材料（2〜3人分）
アンデスメロンなど　½個
白身魚（写真は鯛）の刺身　10切れ
好みのレタス類　適量
ブロッコリースプラウト　½パック
A［バルサミコ酢（＊1）　大さじ1強
　にんにくのみじん切り（＊2）　小1片分
　オリーブ油　小さじ2
　塩、黒こしょう　各少々

作りかた
1 メロンは皮をむいて、白身魚の刺身と似た大きさに切り分ける。白身魚は酒・うす口しょうゆ各大さじ1（各分量外）をふってあえる。Aをよく混ぜておく。
2 器に好みのレタス類をしき、①のメロンと白身魚を盛り合わせる。Aを回しかけて、ブロッコリースプラウトをちらす。

＊1　バルサミコ酢がない場合は、レモン汁でも良い。

＊2　生のにんにくは、産後や更年期でのぼせが強い人、暴飲暴食の過ぎる人、感染症の罹患後などは避けたほうが良い。用いる場合は加熱したものを少量に。

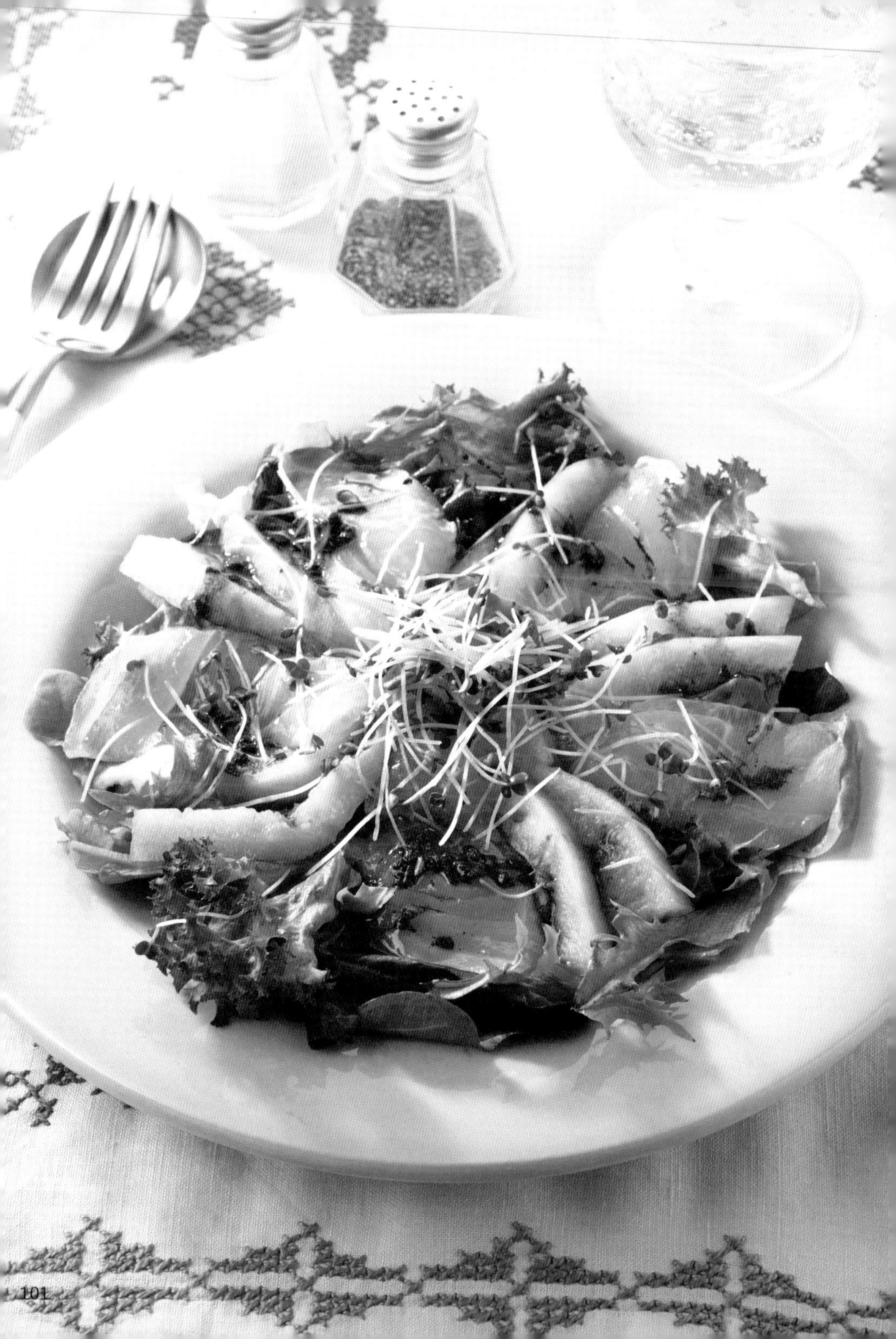

ゴーヤ、トマト、豚ひき肉の坦々風

ゴーヤの苦味でのぼった「気」をおろし
豚肉と薬味で夏の疲れをやわらげ、「心」を安定させます
トマトが食欲を改善させます

精神安定

食欲改善

材料（3～4人分）
ゴーヤ　1本
トマト　小2個
豚ひき肉　150ｇ
長ねぎのみじん切り　½本分
粒とうもろこし　1本分
にんにく・しょうがのみじん切り　各1片分
A［みそ　大さじ2
　粗糖・しょうゆ　各大さじ1
　酒　大さじ3
　豆板醤　小さじ½～1
オリーブ油　大さじ2
ごま油　小さじ1

作りかた
1 ゴーヤは6～7mm厚さの半月切りに、トマトはくし切りにする。豚肉は酒大さじ1（分量外）をふって、長ねぎと混ぜておく。Aをよく混ぜておく。
2 深めのフライパンにオリーブ油大さじ1を温め、①のゴーヤを加えて炒める。色が鮮やかになったらトマトととうもろこしを加えて油がまわるまで炒め、いったん取り出す。
3 ②のフライパンを洗って、残りのオリーブ油とにんにく、しょうがを入れる。香りがたってきたら、①の豚肉と長ねぎを加えて炒める。Aを加えてよく混ぜながら1分ほど煮る。
4 ②の野菜を戻し入れ、全体に混ぜ合わせて味をなじませ、仕上げにごま油を加える。

・ホットサラダとしてこのまま食べても、麺類の具に使っても。

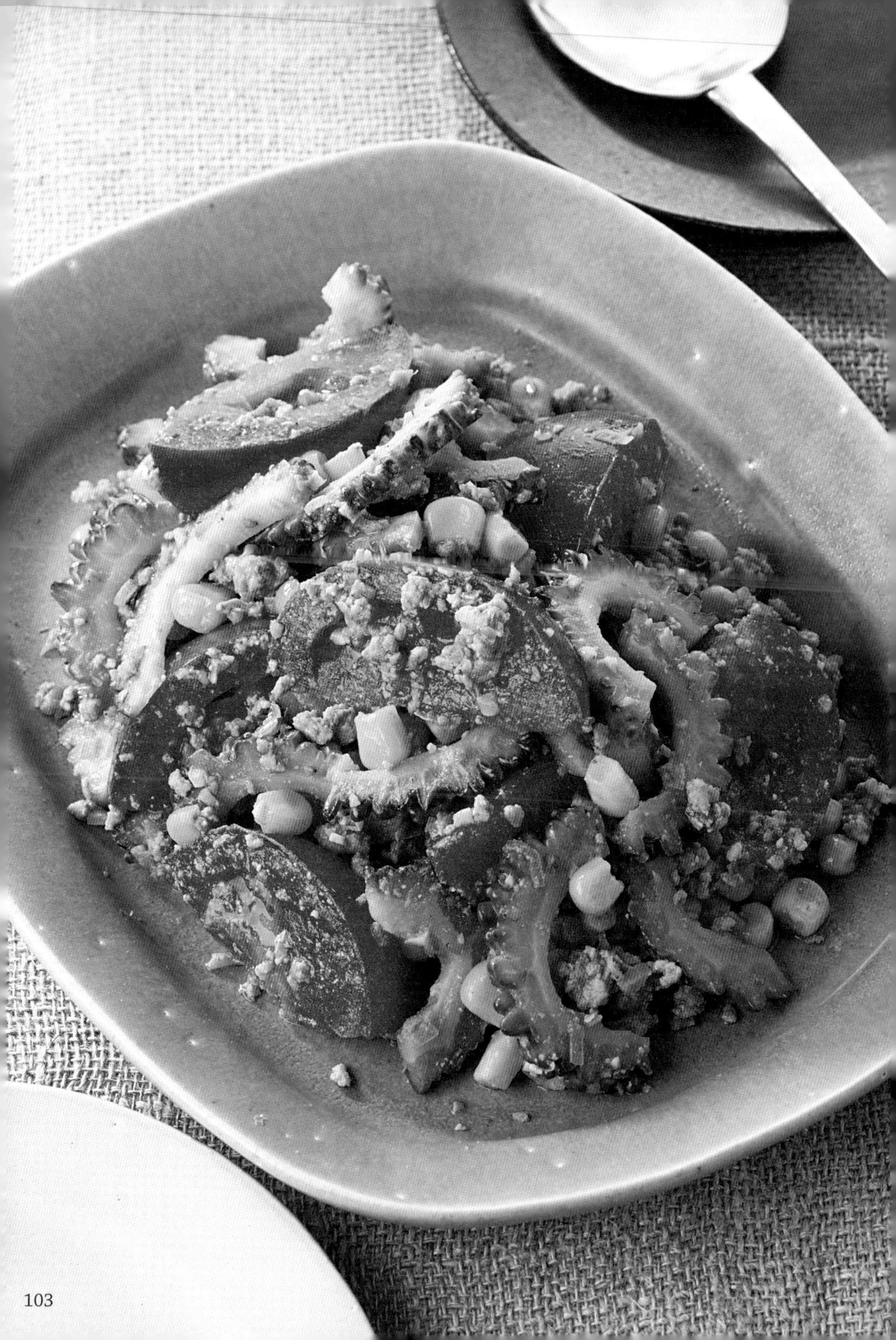

秋に食べたい

薬膳サラダごはん

肺を養い、「気」と「血」を補って余分な熱をとり身体を潤す

乾燥に弱い肺を、果物や銀杏で潤します
栗やさつまいもで「気」を補い、甘味で気持ちを安定させます
アボカドやさばの良質な脂が、粘膜をいたわると同時に
チンゲン菜とともに瘀血を改善します

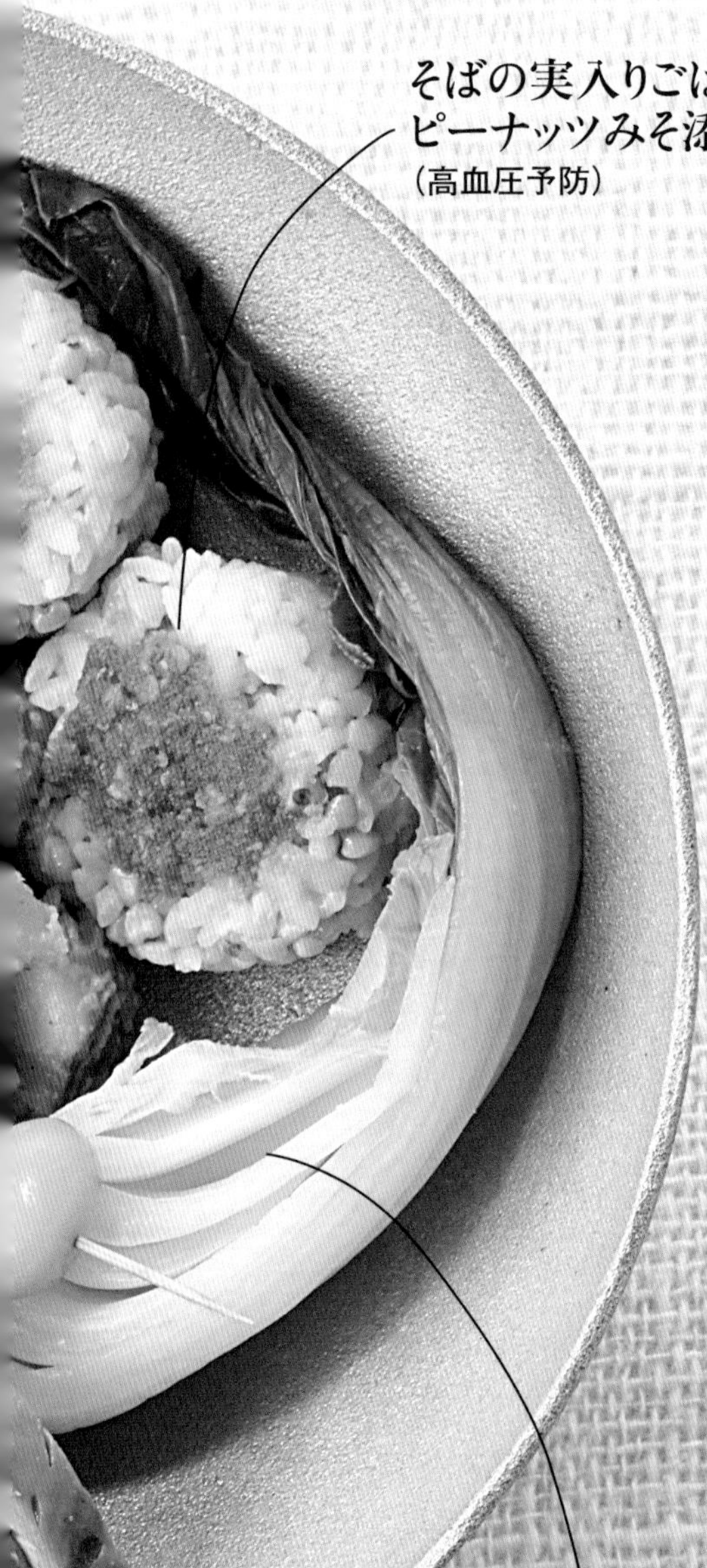
そばの実入りごはん
ピーナッツみそ添え
（高血圧予防）
ゆでチンゲン菜
（抗酸化作用、瘀血改善）

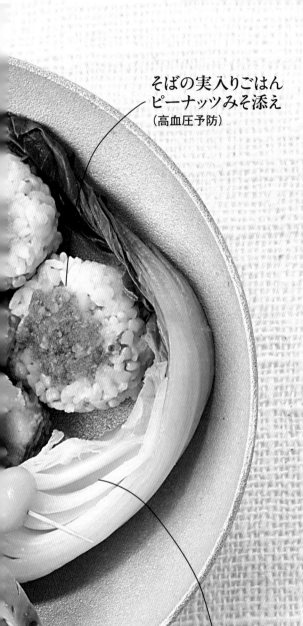

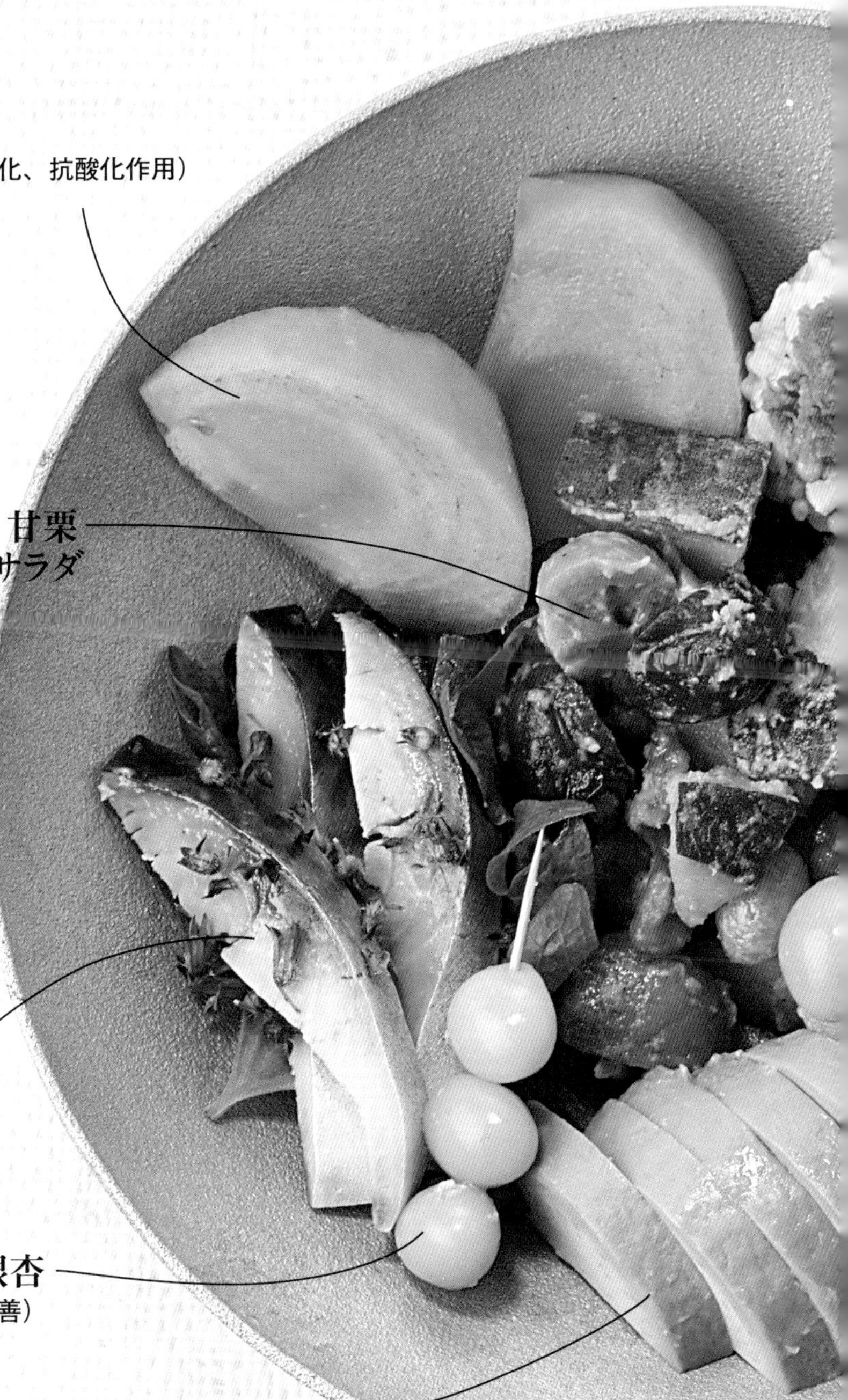
柿
（粘膜強化、抗酸化作用）
さつまいも、甘栗
レーズンのサラダ
（p.112 参照）
しめさば
穂じそ添え
（瘀血予防）
ゆで銀杏
（咳の改善）
アボカド
（乾燥予防、粘膜強化）

秋の養生のコツ

秋は「収穫」「収斂《しゅうれん》」の季節です。

夏の疲れをとり、冬に備えて養うのが秋の上手な暮らしかた。しつこい暑さが残る秋の始まりは、夏に消耗した「気」と「水(津液)」を補うことが大切です。夏の天と地のエネルギーを吸収した秋の作物には気を補うものが多いので、積極的にとりましょう。秋の深まりとともに空気が引き締まってくるので、乾燥や渇きを覚えるようになります。気分が沈みがちになるのもこの頃。収斂を促す酸味をとるのもポイント。

秋の臓である「肺」は乾燥に弱いので、潤いのある食材を選びましょう。肺が潤っていれば異物の侵入を防ぐことができます。肺の入口である鼻や口の粘膜の乾燥にも気をつけて。また、冬に向けて栄養をしっかり補給しておくこと。早寝早起きを心がけ、気の補給に欠かせない穀類やいも類、良質なたんぱく質をしっかりとると、体力、気力ともに高まります。

■ とりたい食材

さつまいも、栗
チンゲン菜
アボカド、ごぼう
長いも、さば
さんま、豆腐
柿、ぶどう
梨、銀杏、種実類
キヌア、そばの実
豆類

■ 出やすい不調

夏疲れ
脾・胃の冷え
風邪
免疫力低下
便秘
下痢
気分の落ち込み
咳

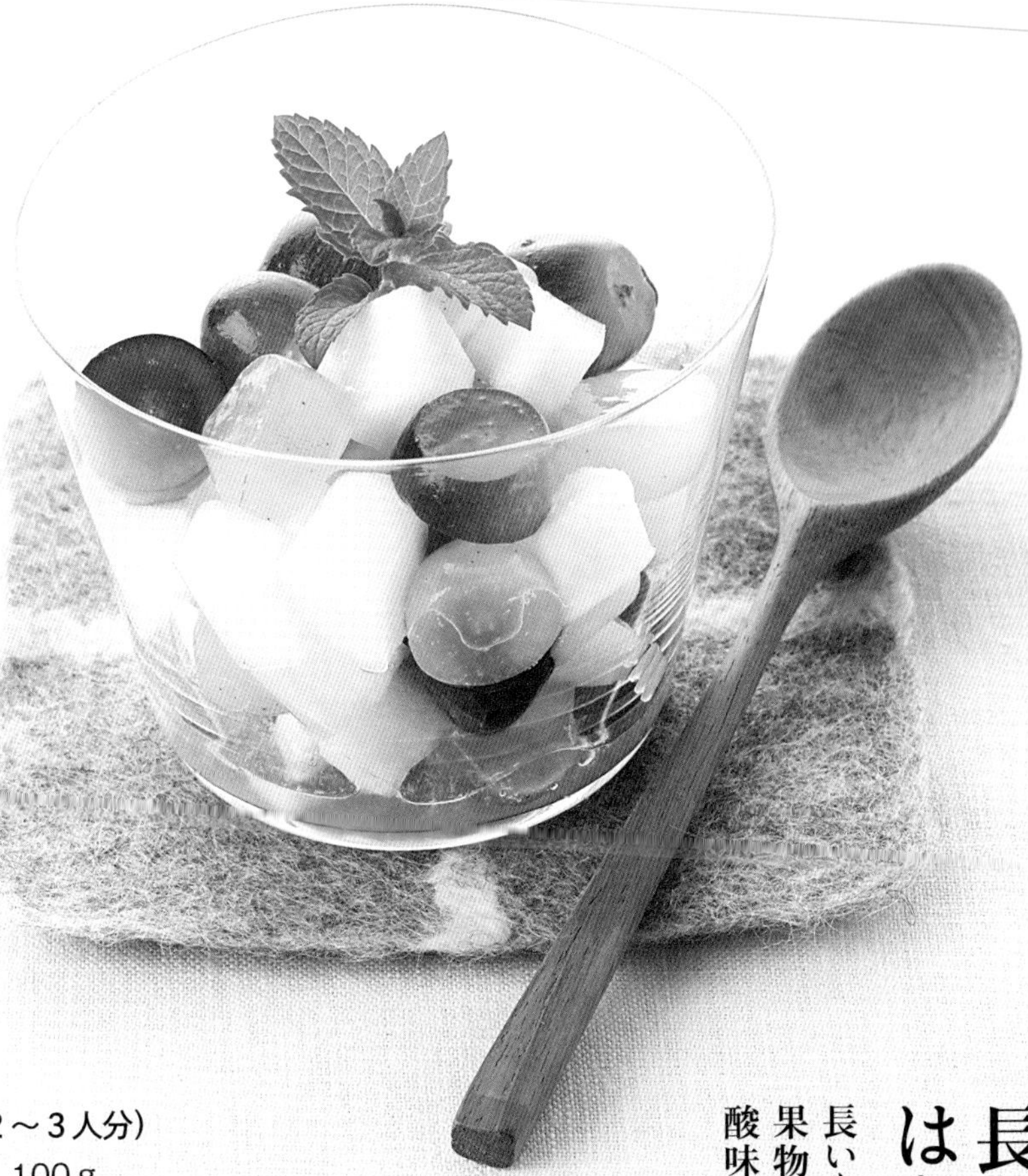

長いも、なし、ぶどうのはちみつレモン

長いもが消化を促し
果物が「水(津液)」を補います
酸味で、身体を引き締めます

身体を潤す

材料（2～3人分）

長いも　100g
なし　100g
ぶどう　100g
A［はちみつ・レモン汁　各大さじ1
　 塩　少々
ミントの葉（あれば）　少々

作りかた

1 長いもとなしは8mm角に切る。ぶどうも同じくらいの大きさに切る。

2 ボウルにAを入れて混ぜ、①の長いも、なし、ぶどうを順に加えてその都度混ぜ合わせる。仕上げに、あればミントの葉を飾る。

ごぼう、おくら、焼き豚のキムチあえ

食物繊維、ネバネバ、発酵食品という最強の食べ合わせで肺と腸を養い、免疫機能を活性化させます

材料（2～3人分）
ごぼう　60g
おくら　8本
焼き豚　80g
白菜キムチ　30g
ごま油　小さじ2
レタス（あれば）　適量

作りかた
1 ごぼうは斜め薄切りにして、水からやわらかくなるまでゆでる。おくらは熱湯でさっとゆでて、斜め半分に切る。
2 焼き豚とキムチを食べやすい大きさに切ってボウルに入れ、①のごぼうとおくらを加えて混ぜる。香りづけにごま油を回しかけ、仕上げに、あればレタスを添える。

腸内環境改善

免疫力向上

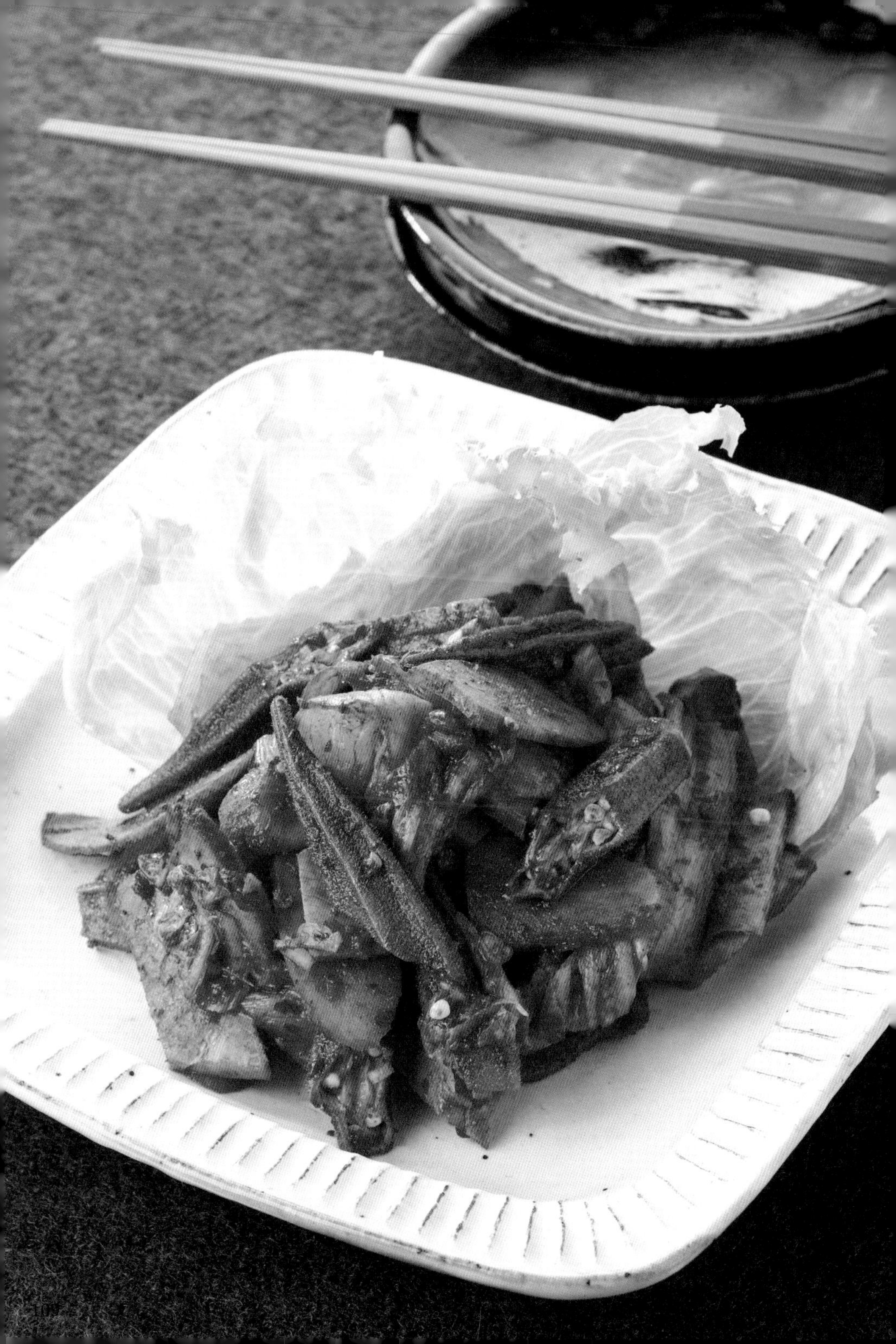

黒きくらげ、柿、銀杏のしらあえ

柿、銀杏、豆腐が肺を潤します
黒きくらげが「血」の巡りを良くし
大腸にも働いて免疫力を高めます

肺を潤す

免疫力向上

材料（2～3人分）

黒きくらげ(乾燥)　2g
柿　½個
むき銀杏　6～9個
豆腐　½丁
A［白すりごま　大さじ2
　 うす口しょうゆ　小さじ1
　 塩　小さじ¼

作りかた

1 黒きくらげは水で戻す（p.50参照）。食べやすくちぎって鍋に入れ、たっぷりの水を加えて火にかける。沸騰したら火を弱め、1～2分ゆでてザルにあげてせん切りにする。柿は8mm角に切る。銀杏は塩ゆで（塩は分量外）する。

2 豆腐はペーパータオルなどで包んで、電子レンジで30～40秒加熱して水きりする。大きめのボウルに崩しながら入れて、泡立て器などでよく混ぜてなめらかにする。Aを加えてよく混ぜる。

3 ②のボウルに、①の黒きくらげ、柿、銀杏を加えて、全体にあえる。

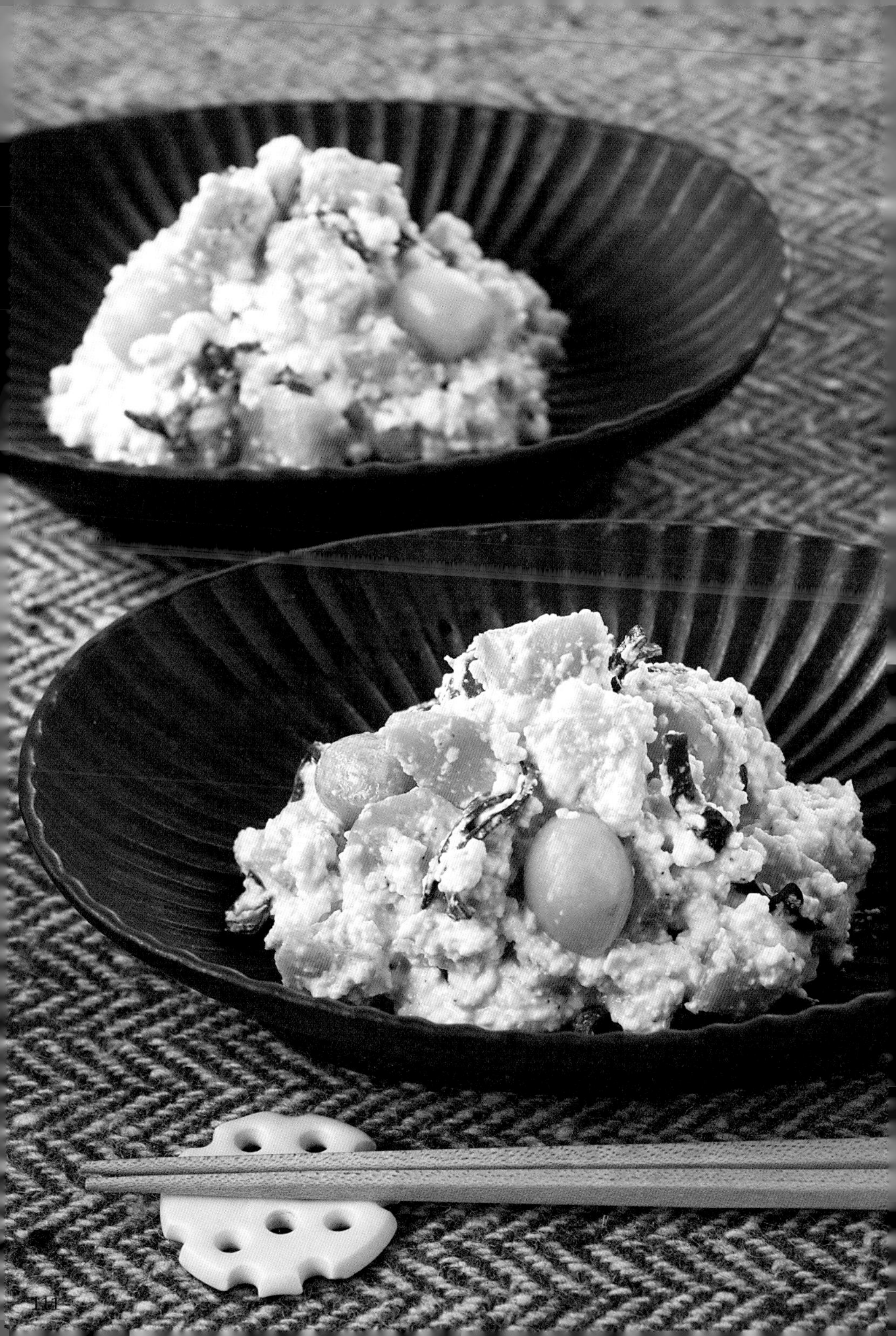

さつまいも、甘栗、レーズンのサラダ 辛子入りドレッシング

さつまいも、くるみが大腸の働きを改善させ美肌に栗が「賢気（じんき）」を、レーズンが「血」を養いアンチエイジングを促します

便秘改善

美肌促進

アンチエイジング

材料（作りやすい分量）

さつまいも　1本（300g相当）
甘栗　100g
レーズン　大さじ3
くるみ　大さじ2
辛子入りドレッシング
- オリーブ油　大さじ2
- おろし玉ねぎ　大さじ1
- レモン汁　大さじ1強
- フレンチマスタード　大さじ½
- 塩　小さじ¼

サニーレタス（あれば）　適量

作りかた

1 さつまいもは10分ほど蒸して（*）1.5cm角に切る。甘栗は半分に切る。レーズンはぬるま湯で洗い表面の油をとる。くるみは軽くからいりして粗く刻む。

2 大きめのボウルにドレッシングの材料を入れてよく混ぜる。①のレーズンを加えてなじませ、さつまいも、甘栗、くるみを加えて全体によく混ぜ合わせる。あればちぎったサニーレタスを添える。

＊　さつまいもをレンジ加熱する場合はラップに包んで100gにつき1～1分半を目安に加熱する。

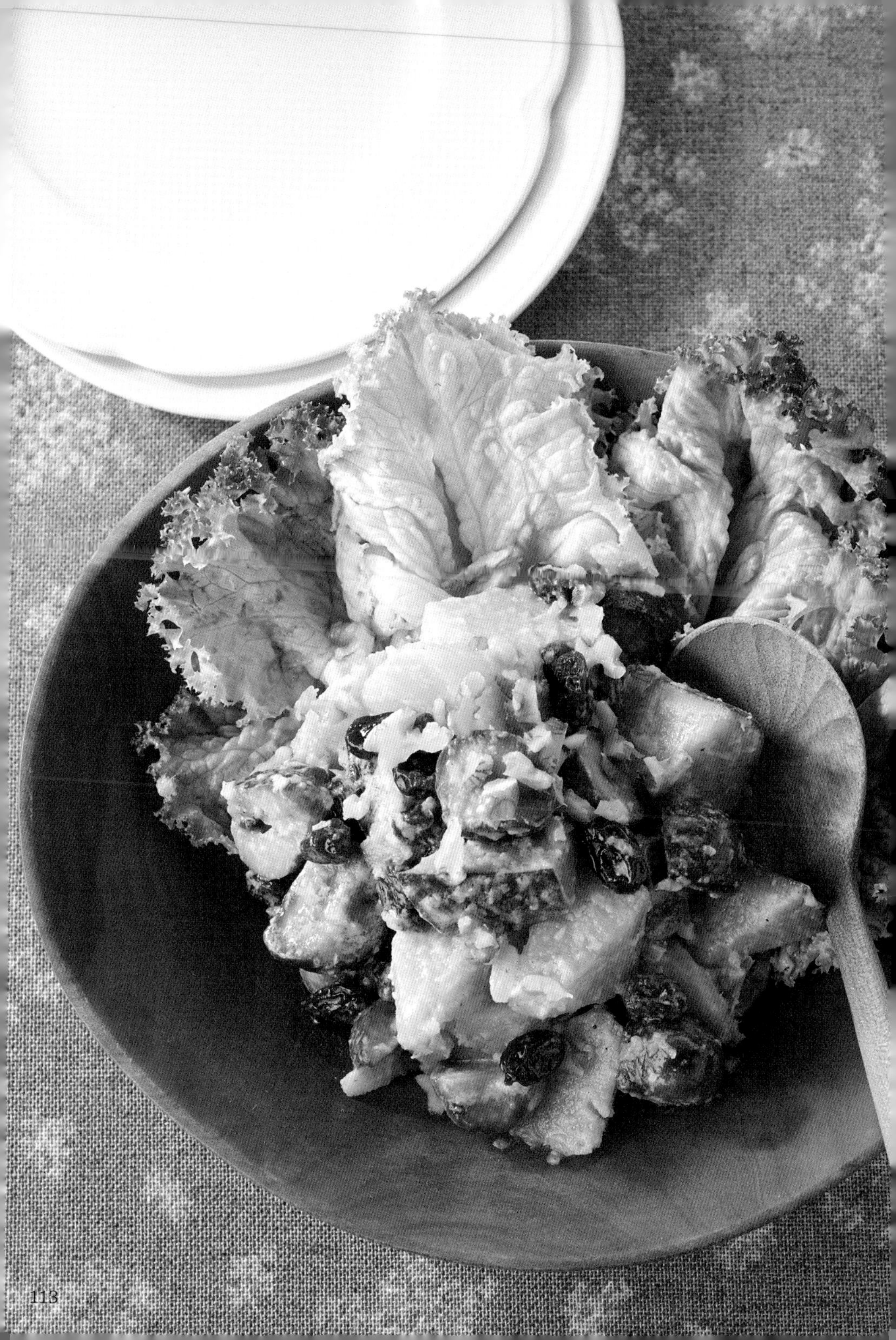

冬に食べたい

薬膳サラダごはん

腎を養い、陽の気を守り冷えに強い身体をつくる

腎を養うのは黒豆、黒ごまなどの黒い食べもの
えびとニラ、くるみで陽の気を養って身体を温め
りんごと里いもで腸内環境を整えます
栄養にすぐれたスーパーフード、キヌアでバランス補給

えびとニラの炒めもの
トレビス添え＊
（抗酸化作用、瘀血改善）

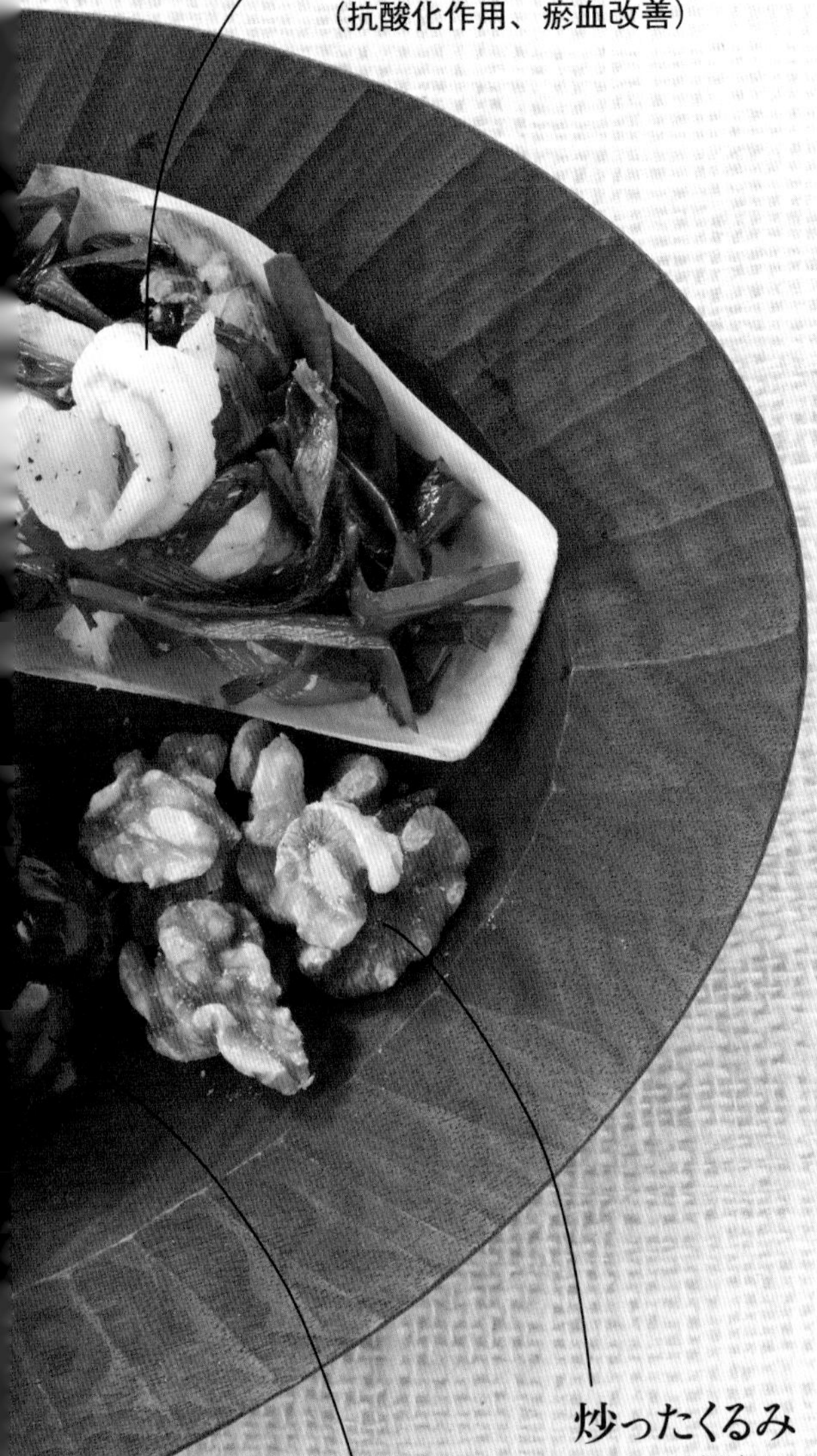

炒ったくるみ
（陽気を補う）

ゆで黒豆
（滋養強壮）

＊　オリーブ油でえびを炒め、ざく切りにしたニラを加えて、酒、塩、こしょう各少々で味を調え、香りづけにごま油をふる。

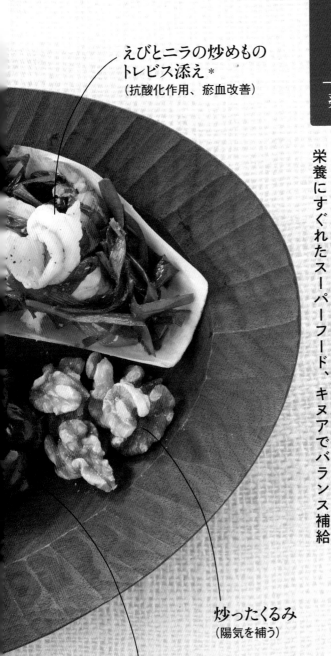

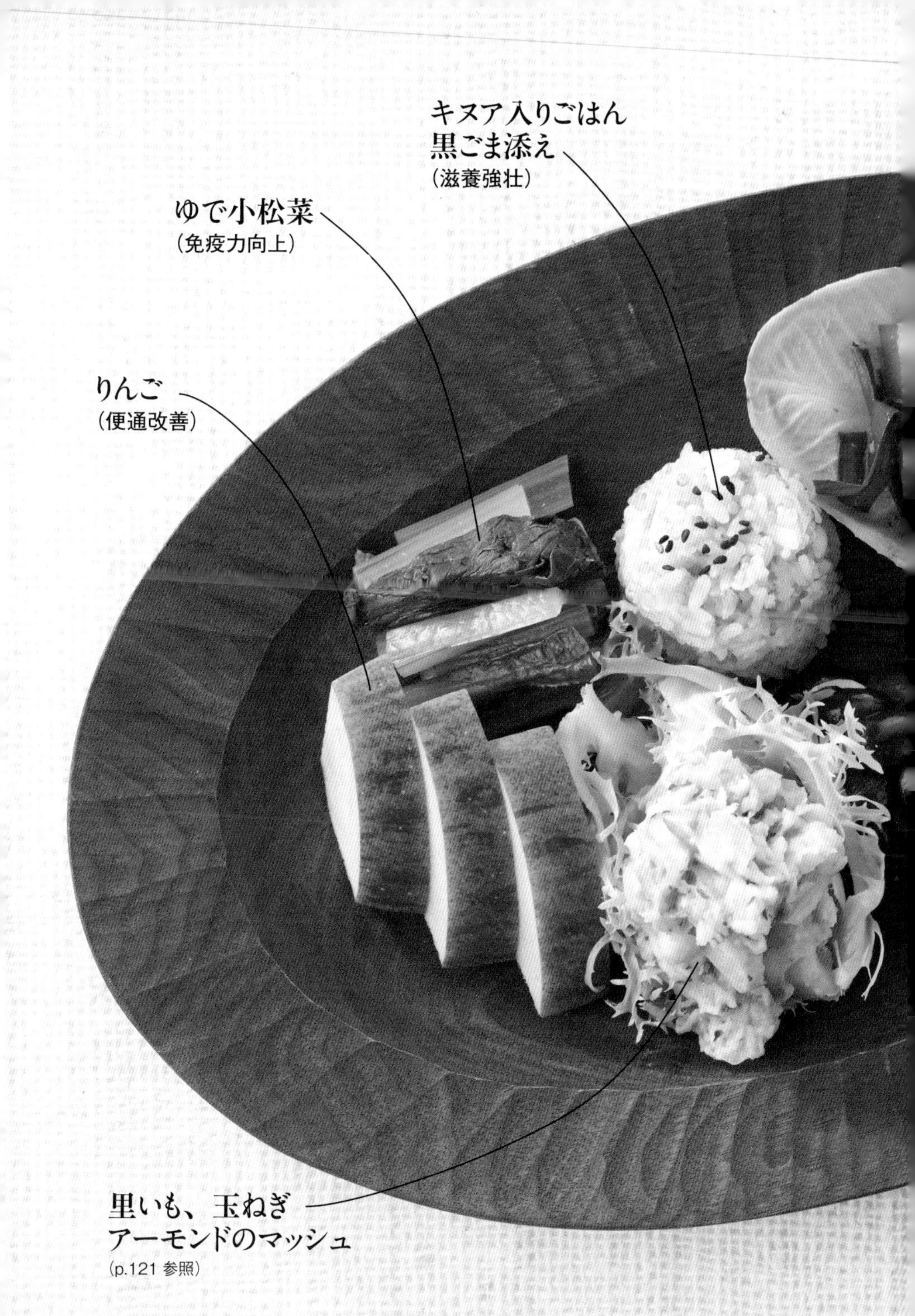
キヌア入りごはん
黒ごま添え
（滋養強壮）
ゆで小松菜
（免疫力向上）
りんご
（便通改善）
里いも、玉ねぎ
アーモンドのマッシュ
（p.121 参照）

冬の養生のコツ

冬は「閉臓《へいぞう》」の季節です。

天の陽気が遠ざかり、地の生物は活動を控える時期。一番大切なのは身体から陽気をもらさず冷やさないことです。身体が冷えるとあらゆる巡りが悪くなり、体内のさまざまな営みが低下して免疫力も下がってしまいます。

外からの冷えを遮断し、体内の「陽」が消耗しないよう守ります。冬の臓である「腎」は冷えが何より苦手なので、腎のある腰と、首、手首、足首などの経路（「気」が巡る道）をしっかりと温めましょう。睡眠も大切です。

気をつけたいのが食材の選びかた。冬においしい根菜には身体を冷やす作用があるので、薬味や調理法で冷温のバランスをとりましょう。冷えの特効薬と言われているしょうがも、生はかえって身体を冷やすので、必ず加熱するか干ししょうがを使うこと。腎を養う黒い食べものもおすすめです。

■ とりたい食材

にんじん、小松菜
里いも、黒きくらげ
えび、鮭
豚肉、酒粕
りんご、みかん
くるみ、黒豆

■ 出やすい不調

風邪
下半身の冷え
瘀血
睡眠不足
関節痛
免疫力低下

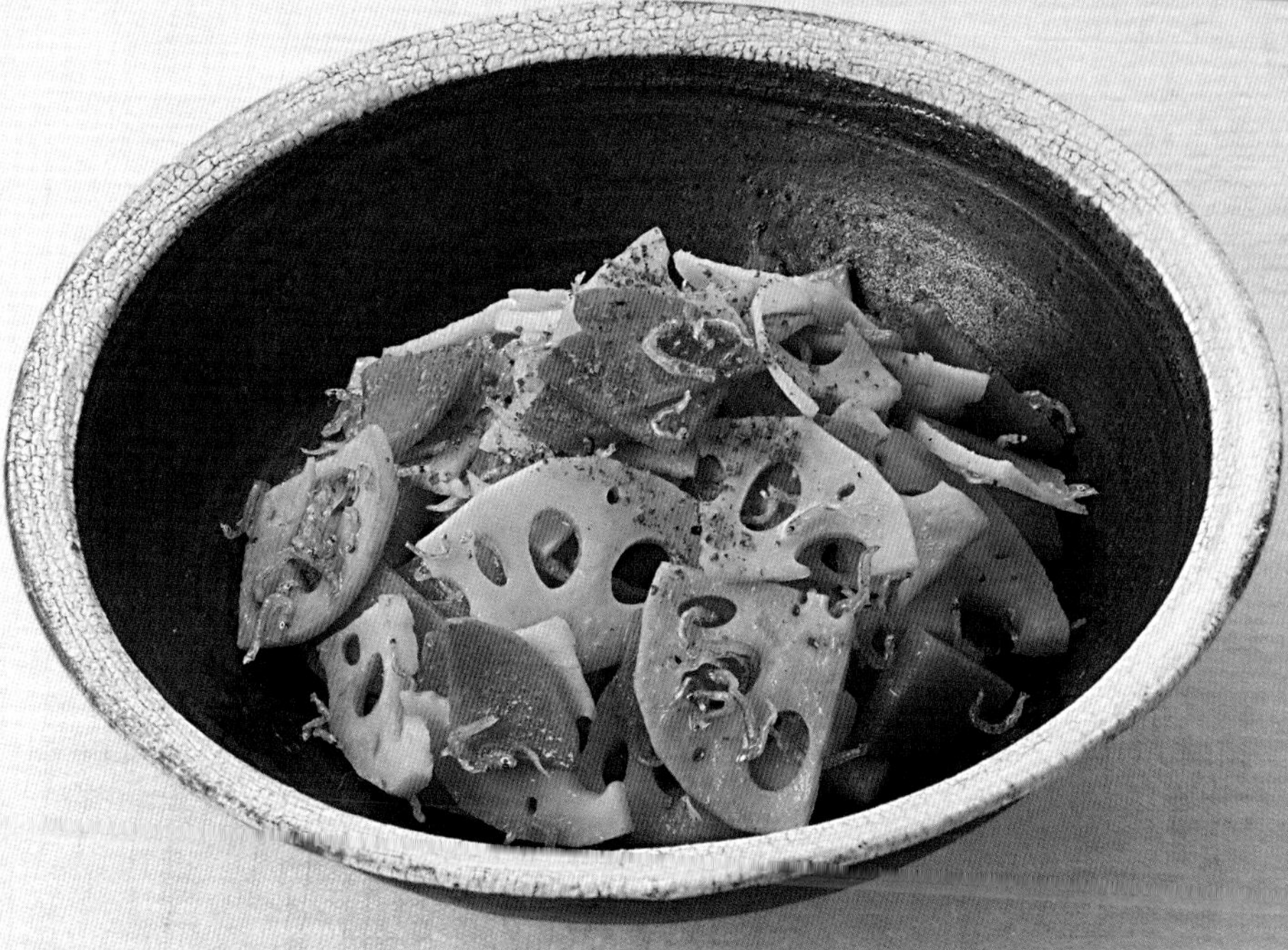

れんこん、にんじん、じゃこの甘辛きんぴら

食物繊維が豊富な根菜で腸内を整え、免疫力を高めます

風邪予防

材料（作りやすい分量）

れんこん　1節（160g相当）
にんじん　1本
ちりめんじゃこ　大さじ3
オリーブ油　大さじ½
酒　大さじ2
A［しょうゆ・みりん　各大さじ1
七味唐辛子　少々

作りかた

1 れんこんとにんじんは縦4等分にして薄切りにする。じゃこは酒大さじ1にひたしておく。
2 フライパンにオリーブ油と①のれんこん、にんじんを入れて全体に油をなじませてから火をつけて炒める。火が通ったら酒大さじ1を回しかけ、①のじゃこを汁ごと加えて炒め合わせ、ふたをして30秒ほど加熱する。
3 Aを回し入れて、汁けがなくなるまで炒め合わせる。仕上げに七味をふる。

カリフラワー、りんご、くるみのマヨレモンあえ

カリフラワーのビタミンCは熱に強く、高い抗酸化作用も期待できます
りんごが胃の働きを整え
くるみとカリフラワーが腎を補って脳機能をサポート

材料（2〜3人分）

カリフラワー　⅓〜½個（160g相当）
りんご　½個
くるみ　大さじ2
A［マヨネーズ・レモン汁　各小さじ2
　 塩、黒こしょう　各少々

作りかた

1 カリフラワーは小房に切り分けて薄切りにし、熱湯でさっとゆでる。りんごは2mm厚さのいちょう切りにして塩水（分量外）にくぐらせる。くるみは軽くからいりし、粗く刻む。
2 大きめのボウルにAを入れて混ぜ、①のカリフラワー、りんご、くるみを加えて全体に混ぜ合わせる。

消化吸収促進

脳機能活性化

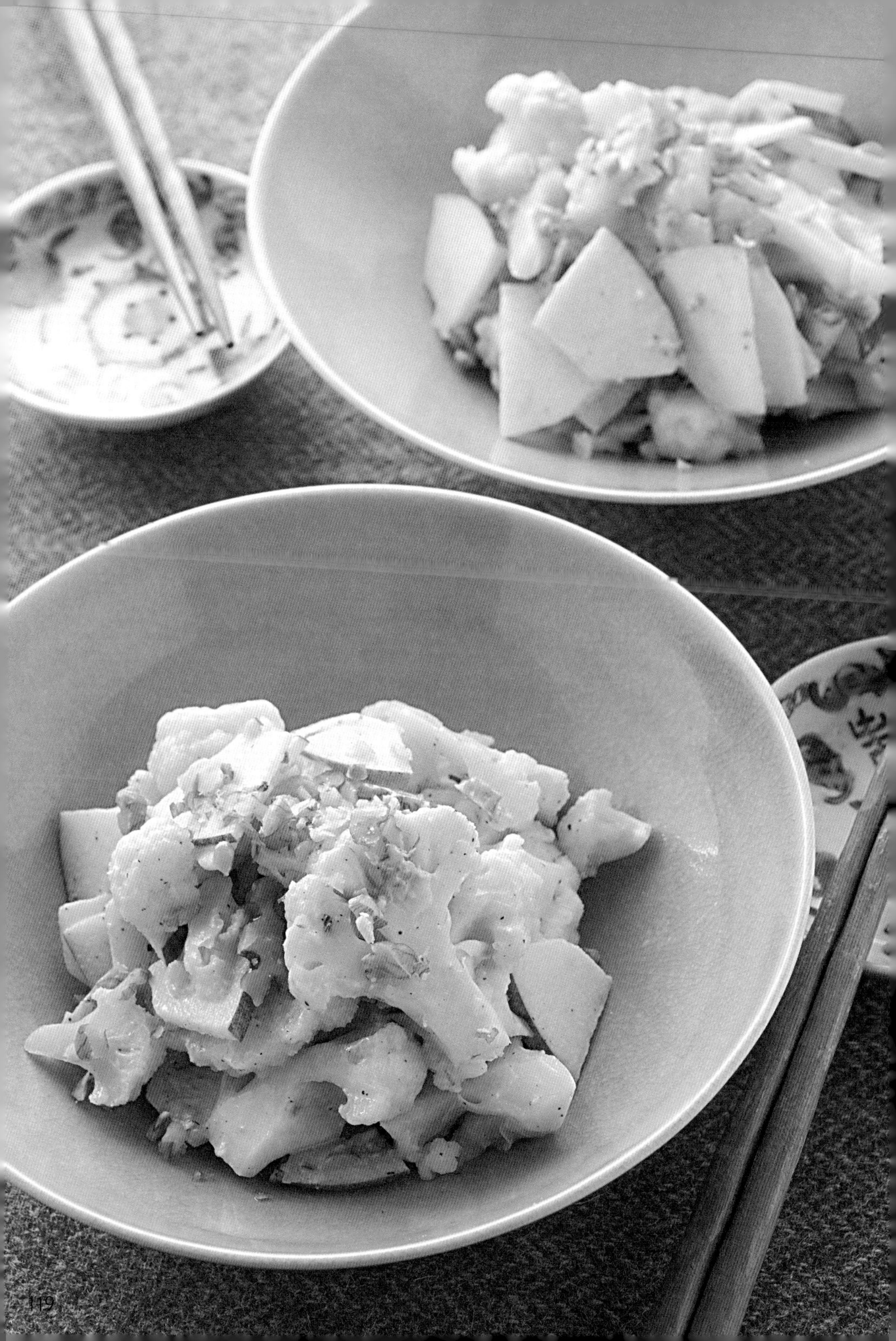

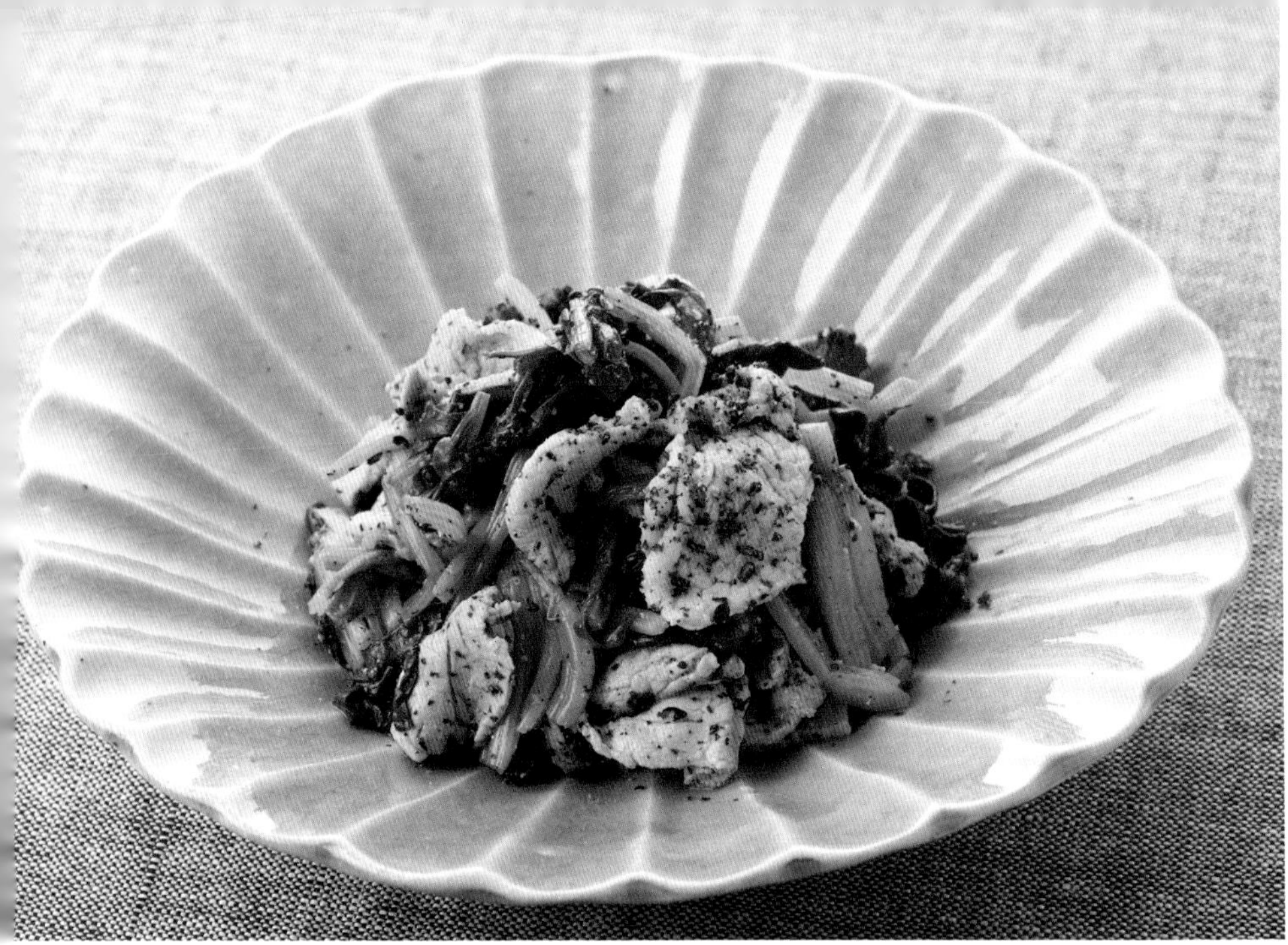

ほうれんそうと豚しゃぶの黒ごまおひたし

ほうれんそうが「血」を養い
豚と黒ごまで腎の精力を高めます

アンチエイジング

材料（2～3人分）
ほうれんそう　1束（200g）
豚ももしゃぶしゃぶ用　100g
A［黒すりごま　大さじ1½
　 だし汁・しょうゆ　各大さじ1
ゆず果汁　小さじ1

作りかた
1 大きめのボウルにAを入れてよく混ぜておく。
2 豚肉は4cm長さに切り、酒大さじ2（分量外）をふっておく。鍋に湯を沸かし、豚肉を入れて火を通して①のボウルに入れる。ゆず果汁をふって全体に混ぜる。
3 続いて②の鍋にほうれんそうを2～3回に分けて入れ、火を通す。3cm長さに切り、水けをよくしぼって②のボウルに入れて全体に混ぜ合わせる。

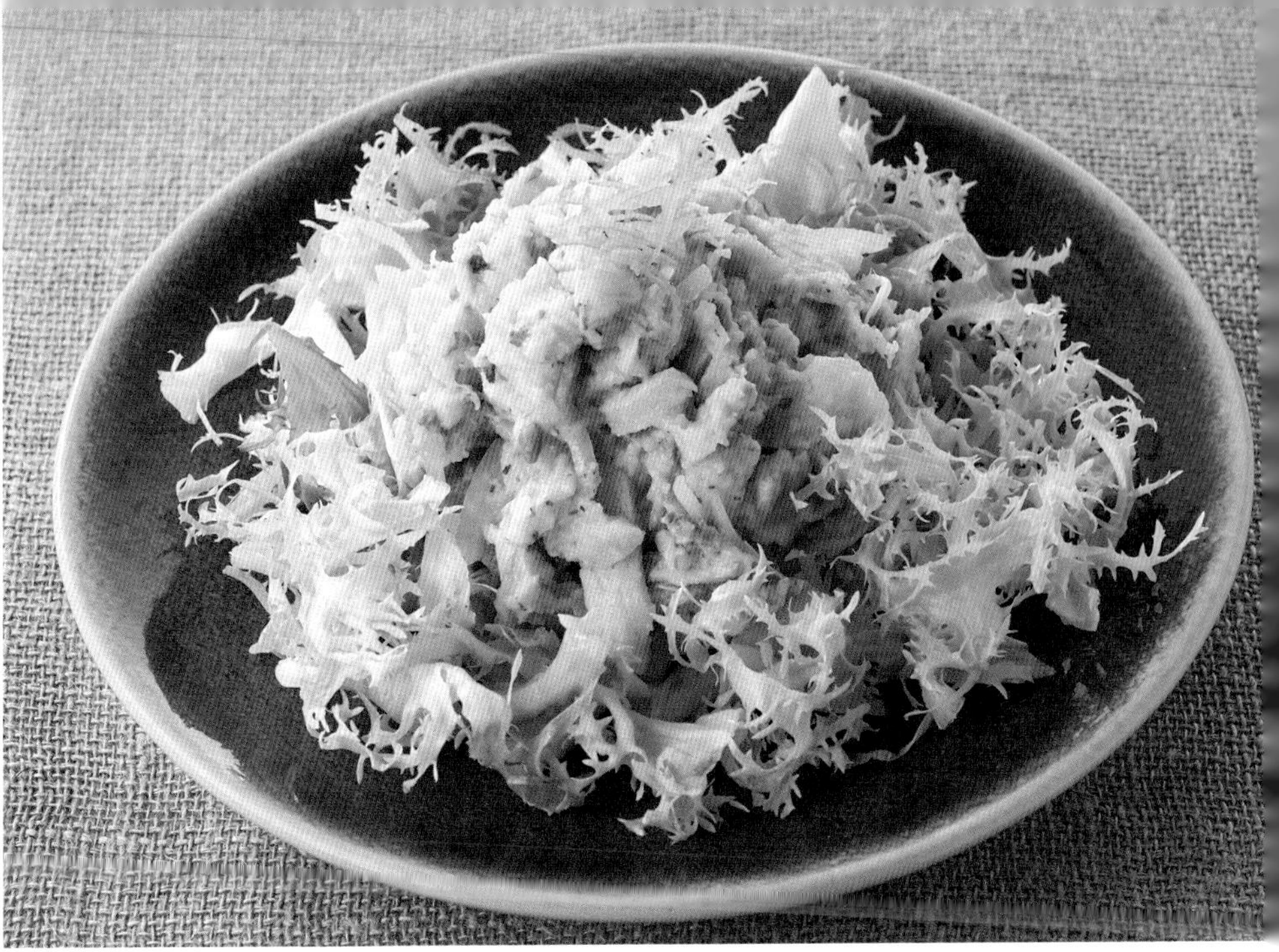

里いも、玉ねぎ、アーモンドのマッシュ

里いもとアーモンドで「気」を補い
玉ねぎが「気」を巡らせます

風邪予防

材料（2～3人分）
里いも　300g
玉ねぎ　2/3個
アーモンド　大さじ3
A［酢　小さじ2
　　塩　少々
塩　小さじ1/4
柚子の皮のせん切り　1/2個分
エンダイブ（あれば）　適量

作りかた
1 里いもは皮ごと竹串がスーッと通るまで蒸す。粗熱がとれたら皮をむいてボウルに入れ、マッシュする。
2 玉ねぎは横薄切りにして4等分に切り、Aをふっておく。アーモンドは粗く刻む。
3 ①のボウルに、②の玉ねぎとアーモンド、塩を加えてよく混ぜる。仕上げに、あればエンダイブを添え、柚子の皮のせん切りをのせる。

薬膳の言葉と意味するもの

薬膳は、食材の持つ性質を知り、体質や体調、風土や季節に応じた食材を組み合わせます。薬膳でよく使われる言葉と意味するものを知っておくと、自分の心身の変化に敏感になり、対応のしかたも次第にわかってきます。食事への関心もより深まって、上手に活かせるようになるでしょう。

相対する同等のエネルギー
「陰」「陽」

世界はあらゆるものが陰と陽に分かれているという考えかたです。

天が陽で地が陰、太陽が陽で月が陰、夏至が陽で冬至が陰、昼が陽で夜が陰にあたります。

人間でいえば、男性が陽で女性は陰、活動は陽で休息は陰、体の機能を促すものは陽で抑制するものは陰が担うというように、一方がなければもう一方も存在しないとされます。

健康とは陰陽が同じ強さで、互いに協力しあってバランスがとれている状態のこと。どちらかが過ぎたり不足したりすると不調を引き起こします。たとえば、陽が過剰になるとのぼせやイライラを生じ、陰が過剰になると冷えが生じます。年を重ねると起こるさまざまな不調は、陰の不足から起こります。

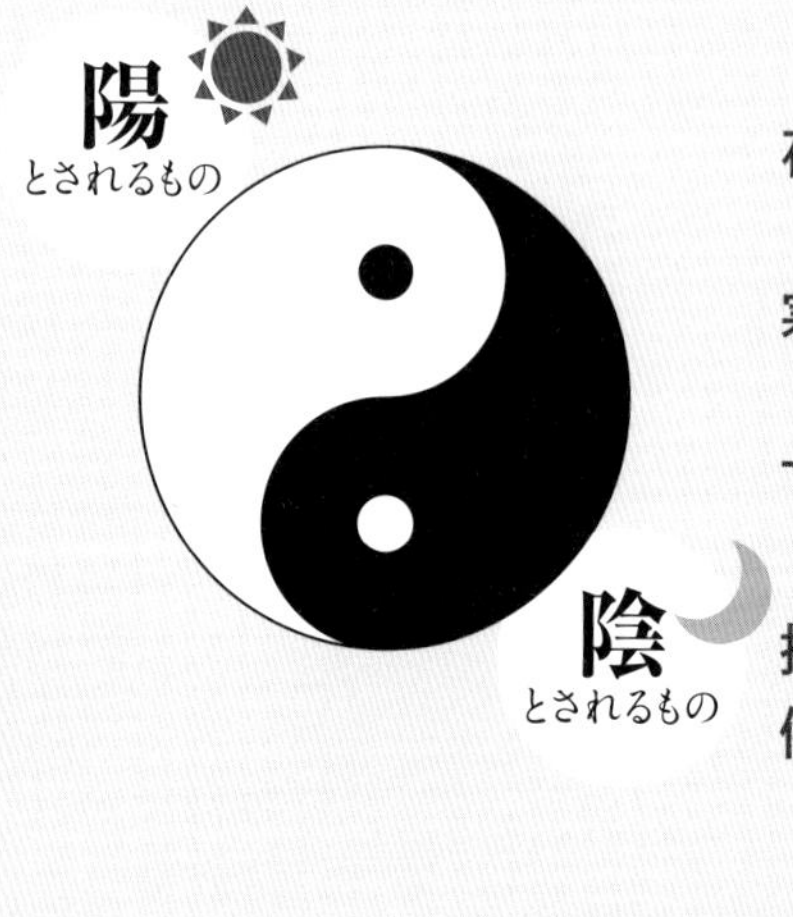
陽
とされるもの
天
昼
日
熱
男
上
動
亢進
奇数
陰
とされるもの
地
夜
月
寒
女
下
静
抑制
偶数

森羅万象を形作る5つの性質

「五行」

自然界は木・火・土・金・水の5つの元素（五行）に分類できます。これを基に、季節や色、方角、時間、食べもの、人間の内臓や器官、感情など、あらゆるものも5つに分けられます。

五行は互いに影響し合います。下の図のように、隣り合ったものは互いに助け合い（相生）、向かいあったものは互いに抑制・調整（相剋）し合います。

陰陽と五行を組み合わせた「陰陽五行説」として、中医学や薬膳などのほか、風水などにも活用されています。

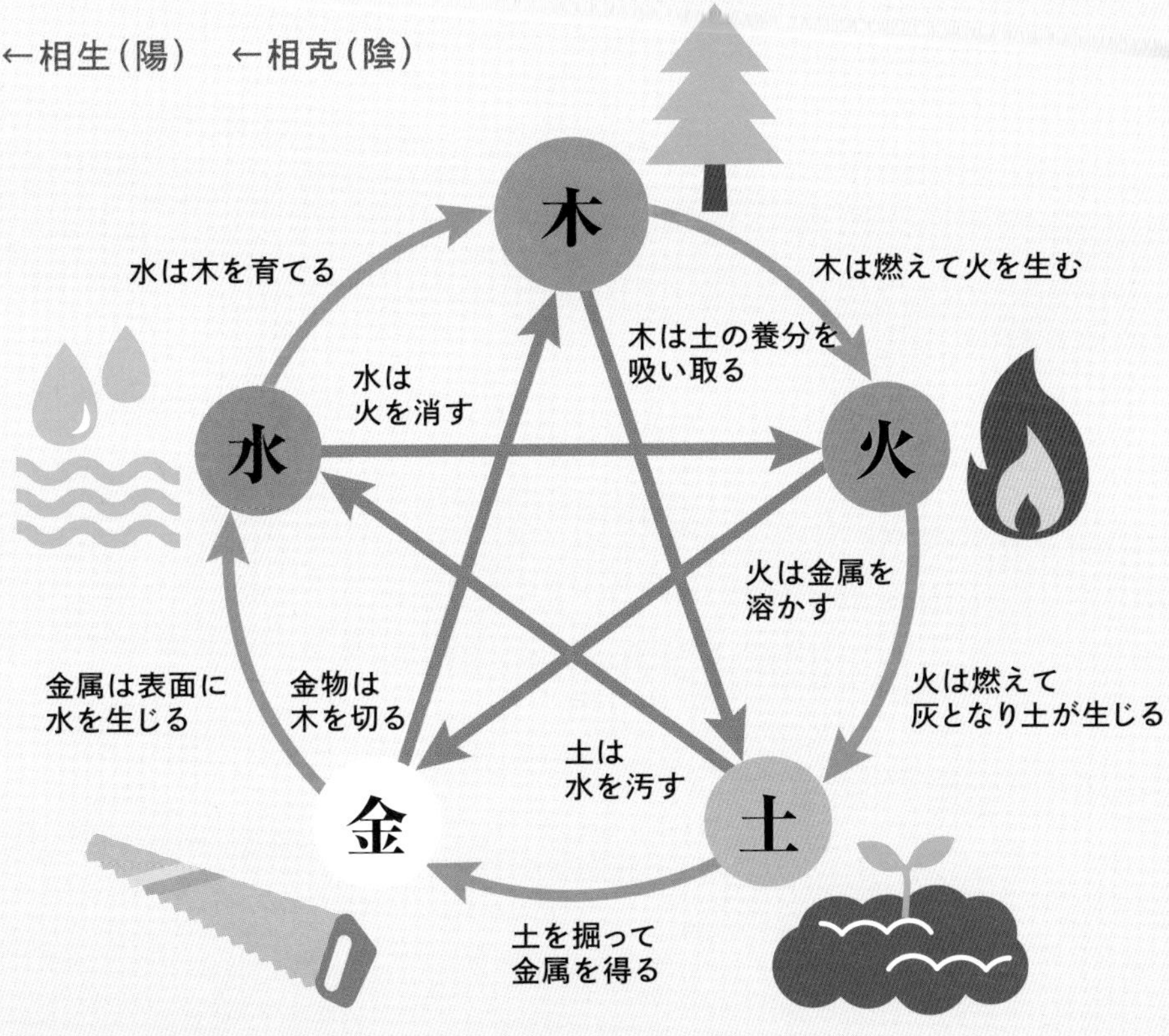

←相生（陽）
←相克（陰）
木
火
土
金
水
木は燃えて火を生む
火は燃えて灰となり土が生じる
土を掘って金属を得る
金属は表面に水を生じる
水は木を育てる
木は土の養分を吸い取る
土は水を汚す
水は火を消す
火は金属を溶かす
金物は木を切る

薬膳と深く関わっている五行

「五性」「五味」「五臓」

五性

身体を温めたり冷やしたりする性質。

寒いとき、身体が冷えたとき、冷え症の人などは温性や熱性の食材で体を温め、暑いとき、のぼせがちな人、熱があるとき、興奮しているときなどは涼性、寒性のもので体の余分な熱をさまして体内の寒熱のバランスを整えます。平性の食べものは、身体をどちらにも傾かせないので、ふだんの食事に適しています。

性質の違う食材を組み合わせたり、加熱したりすることで、食材の持つ性質を緩和したり調整することができます。

熱性
体を温める即効性があり、巡りを促す。
過ぎると熱が滞り、潤いがなくなる。
羊肉、干ししょうが、こしょう
唐辛子、もち米など

温性
穏やかに身体を温める。疲れを癒し、痛みをやわらげる。
過ぎると熱がこもる。
鶏肉、えび、かぼちゃ、ねぎ類、鮭
なつめ、にんにく、うるち米など

平性
体を冷温どちらにも傾かせない。
ほかの性質を緩和しない。常食に向いている。
豚肉、牛肉、ほたて、ブロッコリー
黒豆、しいたけ、くこの実など

涼性
体をほどよく冷やす。暑いとき、微熱やのぼせがあるときに。過ぎると身体が冷える。
豆腐、大根、レタス、きゅうり、梨
じゃがいも、小麦など

寒性
体の熱をとる強い作用がある。
発熱時や熱中症予防に。過ぎると冷え体質に。
あさり、なす、トマト、ごぼう
れんこん、アスパラガスなど

五味

食材の味わい。

五味を過不足なくとると、身体が整います。季節によってもとりたい味わいのバランスが違います。舌で感じる味だけでなく、味わいの持つ性質や身体のどこに働きかけるかも分類されています(帰経)。食材によっては、複数の味や性質、帰経を持つものもあります。

五臓

体内での働きや機能(現代の「臓器」とはとらえかたが少し違うので注意)。

どの臓も必要な栄養を貯蔵し、気・血・水(津液)を巡らせながら生命活動を支えています。とくに肝、脾(胃)、腎は、損なわれると体調に直接影響が出やすいのでしっかり養生を。

肝

気を巡らせる。
血を蓄える。解毒する。
ホルモン分泌を調節する。

関連する器官 胆のう、眼、筋肉

心

血液とともに全身にエネルギーを送る。精神を安定させる。

関連する器官 小腸、舌、血脈

脾

食べものの栄養を消化吸収し、気・血・水(津液)に変えて全身に巡らせる。

関連する器官 胃、口、肌肉

肺

呼吸、気の流れ、水分代謝、発汗などをコントロールする。

関連する器官 大腸、鼻、皮毛(皮膚および産毛)

腎

成長、発育、生殖、老化のすべてに関わり、生命を司る。水分を代謝する。

関連する器官 膀胱、耳、骨、脳

酸

収斂、固渋《こじゅう》。出すぎる便、汗、咳などをおさめ、唾液の分泌を促す。過ぎると肉が縮む。肝、胆の働きに関わる。

トマト、レモン、酢など

苦

気をおろし便通を促し、余分な熱や湿をとり除く。過ぎると身体が乾燥してのどが渇く。心、小腸の働きに関わる。

ゴーヤ、レタス・おくらなど

甘

気や血を補い、脾胃を調和して食欲を促す。緊張を緩める。過ぎると骨が痛む。脾胃の働きに関わる。

キャベツ、ほうれんそう、豆類など

辛

発散と巡り。発汗し、気血水(津液)の巡りを促す。過ぎると筋(スジ)がひきつる。肺、大腸の働きに関わる。

しょうが、唐辛子、にんにく、ねぎ類など

鹹味《かんみ》

かたまりをやわらかくし、散らし、おろす。便秘、利尿を改善。過ぎると瘀血になる。腎、膀胱の働きに関わる。

海藻、鮭、えびなど

身体を巡る3つの要素

「気《き》」「血《けつ》」「水《すい》(津《しん》液)」

気

生命力そのものを指し、生きるためのエネルギーにあたります。身体中を巡ることで、内臓を動かし、「血」や「水(津液)」も循環させるので、気がうまく巡っていないとすべての不調に通じ、免疫力も下がってしまいます。

血や水(津液)にくらべて目に見えないのでピンとこないかもしれませんが、気力や精気、元気、活気などのほか、気がのぼる、めいる、詰まるなど、気を使った言葉を思い浮かべると、気の持つ力と働きがイメージできるでしょう。

気のパワーは、生まれつきのものもありますが、食べものや呼吸からもとり入れることができます。

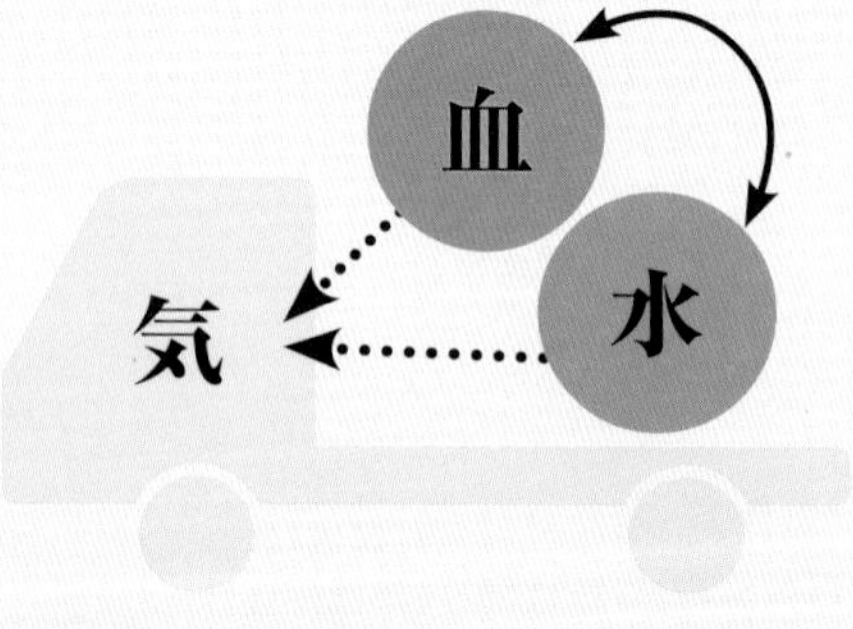
血
水
気

＊気は陽、血と水は陰にあたる。気は、血と水をのせて身体中を巡り、血と水から栄養を得る。この3つが体内に過不足なくあり、身体中を巡っているのが健康な状態。薬膳は、気、血、水（津液）のそれぞれを補い、養い、巡りが良くなるように食材を組み合わせる。

気の正常と不調を表す言葉とイメージ

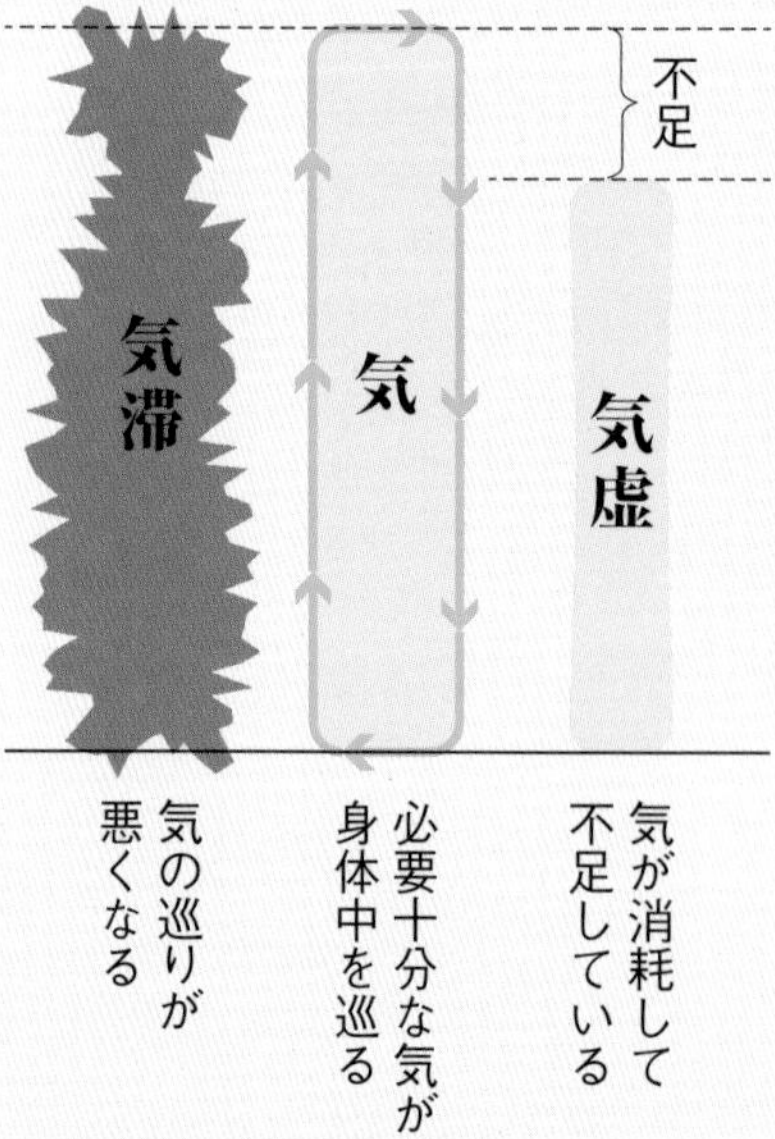
不足
気虚
気
気滞
気が消耗して不足している
必要十分な気が身体中を巡る
気の巡りが悪くなる

血

いわゆる血液だけでなく、血液が運ぶ栄養やホルモン、老廃物などもすべて含まれます。血が巡ることで、全身に栄養を届けて、肌や髪、爪や眼などを潤し、気持ちを安定させる働きもあります。

女性は、月経や出産、授乳（母乳も血に分類されます）などにより、男性よりも血の影響を大きく受けるため、女性は一生を通じて血の養生に気を配りましょう。

血は、主に食べものからつくられます。

血 の正常と不調を表す言葉とイメージ

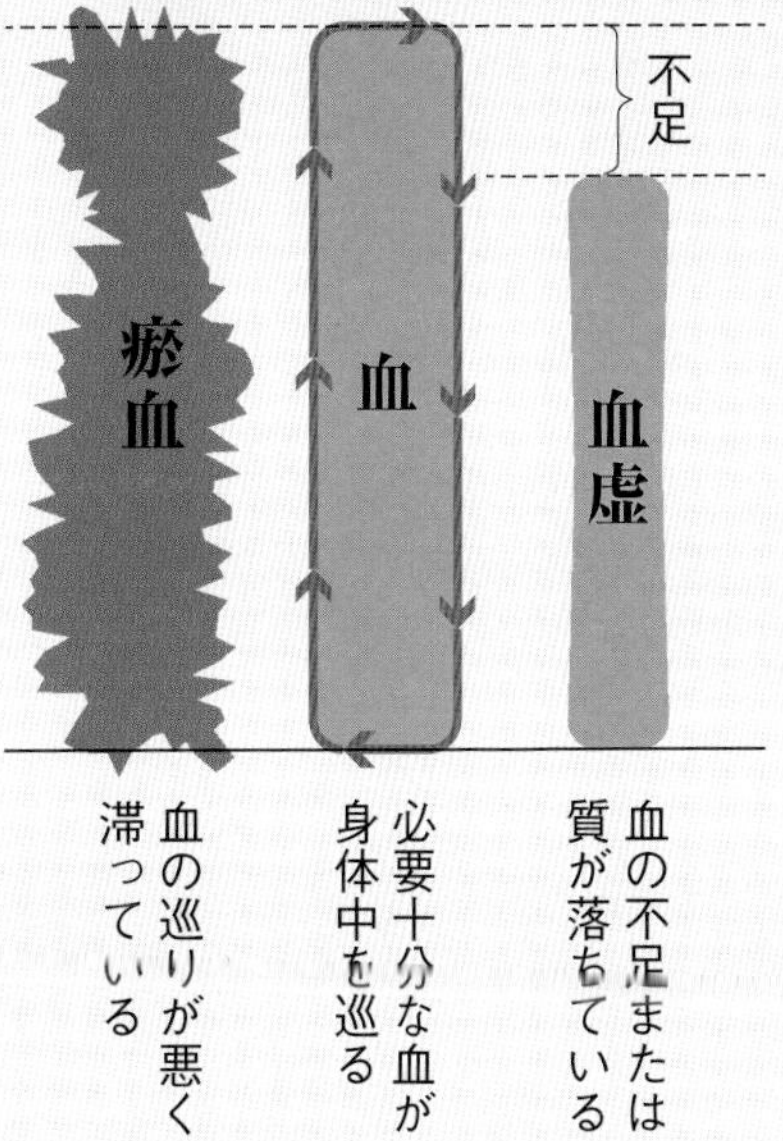
不足
瘀血
血
血虚
血の巡りが悪く滞っている
必要十分な血が身体中を巡る
血の不足または質が落ちている

水（津液）

水分だけでなく、リンパ、胃液、汗、唾液などの、血以外の体液のことです。津液が巡ることで、皮膚や粘膜を潤し、関節の動きを促し、血液の濃度や体温の調節を行います。

血と津液は互いに影響し合っていて（津血同源）、津が脈中に入れば血に、脈外に出れば津になります。

津液は、食べものや飲みものからつくられます。

水 の正常と不調を表す言葉とイメージ

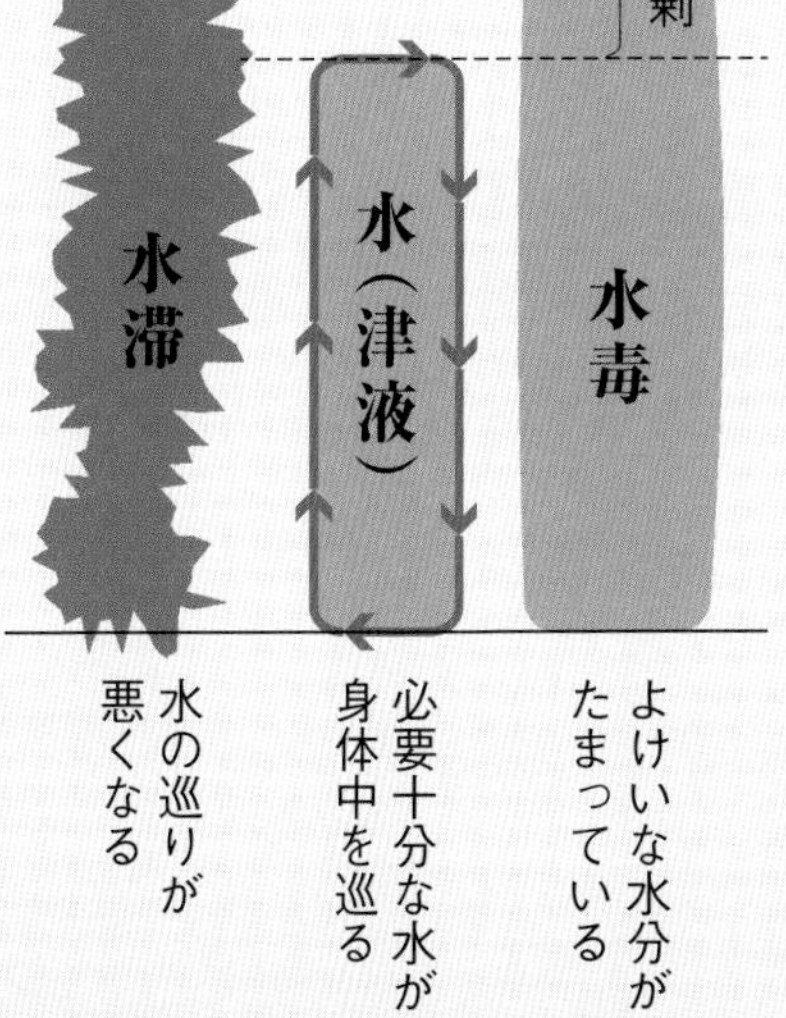
過剰
水滞
水（津液）
水毒
水の巡りが悪くなる
必要十分な水が身体中を巡る
よけいな水分がたまっている

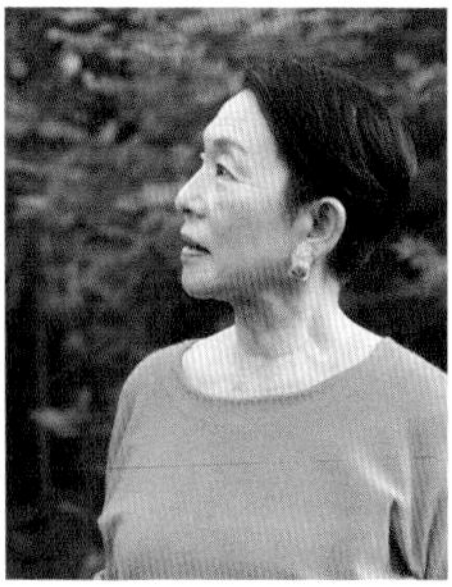

植木　もも子

管理栄養士・国際中医師・国際中医薬膳管理師

身体と心を整える薬膳の考えかたとレシピを広めるべく
雑誌や書籍、カルチャーセンターなどで発信中。
薬膳と栄養学の両方をとりいれた季節の料理教室も主宰。
近著に『朝10分で作れる薬膳スープジャー弁当』
『秘密の食材・かんたん調味料①赤しそ
免疫力をサラリと上げるおうちごはん Kindle版』など。
http://www.peachtreekitchen.jp

じぶん薬膳taohua茶館
LINE公式アカウント：https://lin.ee/F9KiV7n

参考文献

『薬膳・漢方食材食べ合わせ手帖』西東社
『中国伝統医学による食材効能大事典』東洋学術出版
『中医臨床のための中薬学』医歯薬出版社
『図説東洋医学』学研
『からだのための食材大全』NHK出版
『薬膳素材辞典』源草社

からだ整う 薬膳サラダごはん

2021年10月5日　初版発行

著　者　植木もも子
発行者　富永靖弘
印刷所　公和印刷株式会社

発行所　東京都台東区台東2丁目24　株式会社 新星出版社
〒110-0016 ☎03(3831)0743

ISBN978-4-405-09413-0